GUTEMBERG B. DE MACEDO

AS VULNERA- BILIDADES DE UM PROFISSIONAL

COMO SUPERÁ-LAS E OBTER SUCESSO EM SUA CARREIRA

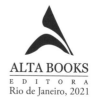

ALTA BOOKS
E D I T O R A
Rio de Janeiro, 2021

As Vulnerabilidades de um Profissional
Copyright © 2021 da Starlin Alta Editora e Consultoria Eireli. ISBN: 978-85-5081-362-2

Todos os direitos estão reservados e protegidos por Lei. Nenhuma parte deste livro, sem autorização prévia por escrito da editora, poderá ser reproduzida ou transmitida. A violação dos Direitos Autorais é crime estabelecido na Lei nº 9.610/98 e com punição de acordo com o artigo 184 do Código Penal.

A editora não se responsabiliza pelo conteúdo da obra, formulada exclusivamente pelo(s) autor(es).

Marcas Registradas: Todos os termos mencionados e reconhecidos como Marca Registrada e/ou Comercial são de responsabilidade de seus proprietários. A editora informa não estar associada a nenhum produto e/ou fornecedor apresentado no livro.

Impresso no Brasil — 1ª Edição, 2021 — Edição revisada conforme o Acordo Ortográfico da Língua Portuguesa de 2009.

Produção Editorial	**Produtor Editorial**	**Equipe de Marketing**	**Editor de Aquisição**
Editora Alta Books	Illysabelle Trajano	Livia Carvalho	José Rugeri
	Thiê Alves	Gabriela Carvalho	j.rugeri@altabooks.com.br
Gerência Editorial		marketing@altabooks.com.br	
Anderson Vieira	**Assistente Editorial**		
	Maria de Lourdes Borges	**Coordenação de Eventos**	
Gerência Comercial		Viviane Paiva	
Daniele Fonseca		comercial@altabooks.com.brw	

Equipe Editorial	**Equipe de Design**	**Equipe Comercial**
Luana Goulart	Larissa Lima	Daiana Costa
Ian Verçosa	Marcelli Ferreira	Daniel Leal
Raquel Porto	Paulo Gomes	Kaique Luiz
Rodrigo Dutra		Tairone Oliveira
Thales Silva		Vanessa Leite

Revisão Gramatical	**Capa**	**Diagramação**
Samuri Prezzi	Marcelli Ferreira	Luisa Maria
Thamiris Leiroza		

Publique seu livro com a Alta Books. Para mais informações envie um e-mail para autoria@altabooks.com.br

Obra disponível para venda corporativa e/ou personalizada. Para mais informações, fale com projetos@altabooks.com.br

Erratas e arquivos de apoio: No site da editora relatamos, com a devida correção, qualquer erro encontrado em nossos livros, bem como disponibilizamos arquivos de apoio se aplicáveis à obra em questão.

Acesse o site **www.altabooks.com.br** e procure pelo título do livro desejado para ter acesso às erratas, aos arquivos de apoio e/ou a outros conteúdos aplicáveis à obra.

Suporte Técnico: A obra é comercializada na forma em que está, sem direito a suporte técnico ou orientação pessoal/exclusiva ao leitor.

A editora não se responsabiliza pela manutenção, atualização e idioma dos sites referidos pelos autores nesta obra.

Ouvidoria: ouvidoria@altabooks.com.br

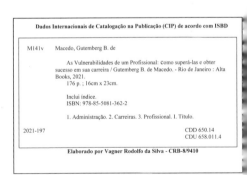

Dados Internacionais de Catalogação na Publicação (CIP) de acordo com ISBD

M141v   Macedo, Gutemberg B. de

As Vulnerabilidades de um Profissional: Como superá-las e obter sucesso em sua carreira / Gutemberg B. de Macedo. - Rio de Janeiro : Alta Books, 2021.
176 p. ; 16cm x 23cm.

Inclui índice.
ISBN: 978-85-5081-362-2

1. Administração. 2. Carreiras. 3. Profissional. I. Título.

2021-197   CDD 650.14
CDU 658.011.4

Elaborado por Vagner Rodolfo da Silva - CRB-8/9410

Rua Viúva Cláudio, 291 — Bairro Industrial do Jacaré
CEP: 20.970-031 — Rio de Janeiro (RJ)
Tels.: (21) 3278-8069 / 3278-8419
www.altabooks.com.br — altabooks@altabooks.com.br
www.facebook.com/altabooks — www.instagram.com/altabooks

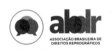
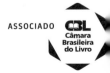

Dedico este trabalho aos inúmeros profissionais assessorados pela Gutemberg Consultores em seus projetos de transição de carreira.

Espero que os ensinamentos ouvidos e aprendidos tenham sido de grande proveito — hoje e no futuro.

Sobre o Autor

Gutemberg B. de Macedo é um incansável leitor e um determinado estudante. Na década de 1970, em seus artigos, ele já advogava a importância da aquisição de novos conhecimentos, inclusive humanísticos.

Ele estudou Ciências Jurídicas e Sociais e fez mestrado em Teologia nos Estados Unidos. Trabalhou na Booz Allen Hamilton Internacional como gestor e foi assessor do presidente do Grupo Hidroservice.

Gutemberg escreveu 12 livros, publicou mais de 2.500 artigos, conduziu um programa de televisão, canal Ideal do Grupo Abril, e contribuiu durante dez anos com a Revista Você S/A.

Atualmente, ele escreve semanalmente artigos para seu site www. gutemberg.com.br. Ele é consultor de inúmeras empresas nacionais e multinacionais.

Agradecimento

Agradeço à minha família, aos meus colaboradores e a todos os meus clientes pela confiança, paciência e generosidade ao longo da exaustiva caminhada no deserto.

Prefácio

Gutemberg tem, inegavelmente, vocação e talento para entender a mente dos executivos e levá-los à reflexão de suas carreiras buscando coerência e sentido com as suas vidas pessoais. Em seu exercício diário, ele ouve, aconselha e estimula os seus clientes a entenderem o que é necessário para o desenvolvimento de cada um deles em um mercado de trabalho cada dia mais inquietante, instável e, ao mesmo tempo, desafiador.

Nesse contexto ele adquiriu ao longo de muitos anos uma inestimável experiência e um conhecimento profundo da natureza humana – tanto das virtudes como também das vulnerabilidades existentes em cada pessoa, independentemente do cargo que ocupa.

Muitos profissionais acreditam que o talento, o conhecimento técnico e o trabalho duro garantem o sucesso e a satisfação pessoal. Esses quesitos são de extrema importância, sem sombra de dúvida. Estagnados nessa crença, esses profissionais não dão a devida atenção a outros fatores que, quando presentes no comportamento, podem estagnar ou mesmo interromper as suas carreiras definitivamente – suas vulnerabilidades. Os maus hábitos do dia a dia que atropelam a performance, corroem a imagem e criam um lapso gigantesco entre aquilo que eles desejam e o que eles concretamente conseguem realizar. Conhecem pouco a respeito de si mesmos e menos ainda sobre as armadilhas presentes no ambiente corporativo. Cometem erros estúpidos por ignorância, ingenuidade, acomodação, sabotagem ou desinformação.

Portanto, esse descuido do dia de hoje – a falta de percepção e correção dos comportamentos indesejáveis, pode ser a ruína de qualquer profissional no dia de amanhã. Ou não, caso você leitor tenha interesse em detectar, entender e se responsabilizar em ser o agente da sua própria   mudança e transformação.

AS VULNERABILIDADES DE UM PROFISSIONAL

Esse livro é um guia inestimável para profissionais de todas as idades e formação que desejam empreender uma carreira de sucesso e uma vida edificadora. As vulnerabilidades comumente encontradas nas histórias de diversos profissionais estão aqui retratadas, analisadas e, especialmente repletas de sugestões de melhorias plenamente passíveis de serem colocadas em prática. As centenas de executivos orientados e aconselhados pelo Gutemberg não só tiveram a sua atenção e cuidado como também foram acompanhados ao longo dos anos. Isso significa dizer que suas histórias de transformação são passíveis de serem checadas e estimadas como um grande benefício em suas carreiras e vidas.

Se você tem interesse em seu crescimento profissional não subestime suas dificuldades como também não as superestime. Seja prático e realista, mas busque conhecimento, apoio e um bom guia, como pretende essa obra – compreenda em que, quando e como mudar para ampliar a sua capacidade de escolha. Já nos disse William Jennings "o destino não é uma questão de sorte; é uma questão de escolha. Não é algo que se espera, mas algo a ser alcançado". Portanto, "olhe para o futuro e participe de sua construção, crie agora mesmo nova percepção de si mesmo, da carreira e dos negócios", como aconselha o Gutemberg no encerramento dessa obra.

Denize Maria das Graças Lara Kallas
Diretora da Gutemberg Consultores

Sumário

Sobre o Autor	iv
Agradecimento	iv
Prefácio	v
Introdução	1

Capítulo 1. Ignorar o Valor do Planejamento de sua Carreira	5
Capítulo 2. Ser um gastador	15
Capítulo 3. Adiar projetos, decisões e ações	25
Capítulo 4. Deixar-se vencer pelo medo	35
Capítulo 5. Autodepreciar o seu talento	45
Capítulo 6. Não dar visibilidade ao seu talento	59
Capítulo 7. Não buscar o equilíbrio	73
Capítulo 8. Ter medo de falar em público	81
Capítulo 9. Não zelar pela sua reputação	93
Capítulo 10. Não agir politicamente	107
Capítulo 11. Não elaborar um plano de autodesenvolvimento	121
Capítulo 12. O Fantasma da Nossa Era	139
Capítulo 13. Não expandir a sua mente	153

Conclusão	163
Referências	163
Índice	165

Introdução

A sociedade moderna e suas organizações — empresas públicas e privadas, instituições religiosas, governamentais, militares e de ensino, entre tantas outras — passam por importantes transformações. São mudanças tão profundas da perspectiva da história humana que, em janeiro de 2016, na Suíça, o presidente do Fórum de Davos, Klaus Schwab, afirmou: "Nunca houve um tempo de maior promessa, potencial e perigo."

É preciso destacar, contudo, que se por um lado essas transformações proporcionam benefícios jamais pensados ou vistos anteriormente, por outro poderão acarretar mais desigualdades sociais, desemprego, desesperança e sofrimento para milhões de pessoas no mundo. O Brasil está na lista dos países que mais sofrerão o impacto negativo da quarta revolução industrial — o desemprego. Em nível global, a previsão é a de que cerca de 7,1 milhões de empregos desaparecerão. Ou seja: serão extintos, sem a menor possibilidade de reposição.

Profissionais desejosos de empreender carreiras sadias, sólidas, harmoniosas e autossustentadas devem estar cientes de como esse cenário desolador irá impactar o seu futuro nos próximos anos. O mundo está mudando e com ele o universo corporativo e o mercado de trabalho. Se você, amigo leitor, busca ter sucesso profissional em um cenário de tantas dificuldades, deve levar em conta também outros fatores que afetarão a sua carreira e a sua maneira de trabalhar, se relacionar e fazer negócios. Eis alguns desses aspectos que você não pode ignorar:

2   AS VULNERABILIDADES DE UM PROFISSIONAL

- A mudança na demografia da força de trabalho. Tenha em mente que o mundo globalizado não tem mais fronteiras. Você pode trabalhar — e se realizar profissionalmente — em qualquer lugar do planeta. O Brasil é apenas uma entre tantas outras opções que você tem à sua frente.
- A sociedade atual é baseada no conhecimento e necessita de profissionais talentosos.
- O ambiente de trabalho se tornou 100% digital.
- A onipresença da tecnologia mobile é uma realidade.
- A expansão da cultura da conectividade veio para ficar.
- Há um envolvimento maior da sociedade em questões importantes como preservação e sustentabilidade do planeta (meio ambiente) e terrorismo internacional que podem ter um impacto positivo ou negativo sobre ela.
- O aprendizado social — networking social e mídia social — se tornou vital.
- A governança corporativa exige de cada um maior comprometimento com a ética e a responsabilidade social.
- A chegada da geração *millenial* no mundo do trabalho trouxe para o mercado de trabalho mentes voltadas integralmente para o universo digital e plugadas no mundo.

Por essas e tantas outras razões, o mercado de trabalho requer profissionais altamente qualificados em todos os campos do conhecimento humano e que compreendam não apenas a natureza dos desafios impostos pelas novas tecnologias, mas também as suas consequências sobre as pessoas, famílias e organizações. É grande o número de profissionais que não estão preparados adequadamente para esse novo período da história humana e que sofrerão consequências como desemprego, redução de salário, de benefícios e estagnação da carreira.

Ao longo de 35 anos atuando como consultor de carreira e aconselhando profissionais dos mais diversos níveis hierárquicos, profissões e formações, tenho me deparado com frequência com indivíduos que apresentam inúmeras vulnerabilidades que estão afetando e comprometendo o seu futuro, alguns casos de forma irremediável. Muitos chegam desolados, sem perspectivas ou esperança de um recomeço, de conquistar um novo emprego ou de empreender. Não enxergam um futuro promissor. É possível virar esse jogo? Como agir diante de tantos desafios? Como resistir a essa avalanche destruidora? A boa notícia é que a solução desse problema está nas suas mãos. Cabe a você, e a mais ninguém, transformar essa realidade. Não é uma tarefa simples ou fácil. Exigirá de você muito empenho e determinação, mas no final você perceberá que valeu a pena.

Todo profissional comete erros ao longo da vida e da carreira. Diariamente tomamos conhecimento de erros e atitudes condenáveis tomadas por profissionais nos mais diferentes níveis organizacionais como desconhecimento da estratégia da empresa na qual trabalham, falta de informação sobre o mercado e concorrência, elaboração de documentos com erros banais ou graves, maquiagem de informações em relatórios gerenciais com o objetivo de aparecer "bonito na foto" perante a matriz, mentir para um colega de trabalho sobre assunto relevante a fim de prejudicá-lo, adulteração de relatórios de despesas de viagens, adiamento de decisões importantes para a empresa, descumprimento de prazos acordados, delegação de tarefas importantes às pessoas erradas, revelação de assuntos confidenciais da empresa a terceiros, etc. A lista é infindável. Obviamente há erros de maior e de menor gravidade e que podem afetar a sua trajetória também em maior ou menor escala. Neste livro optei por destacar 13 erros graves que tornarão sua carreira vulnerável e farão estragos avassaladores no seu futuro profissional caso venha a cometê-los. Cada capítulo deste livro tratará de uma vulnerabilidade.

Meu objetivo com este livro não é trazer insegurança, angústia, ansiedade ou medo. Ao contrário, quero tranquilizá-lo. Afinal, o melhor caminho para vencer seu inimigo é conhecendo-o bem. Ao saber quais vulnerabilidades podem tornar sua carreira frágil e sem brilho, é possível agir para evitá-las e combatê-las. Tenho certeza que ao terminar sua leitura você se sentirá um profissional mais preparado, seguro e confiante para enfrentar as adversidades e conquistar o sucesso sonhado. Boa leitura.

Gutemberg B. de Macedo

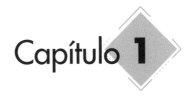

Capítulo 1

IGNORAR O VALOR DO PLANEJAMENTO DE SUA CARREIRA

"Pela primeira vez, literalmente, um número substancial e crescente de pessoas tem escolhas. Pela primeira vez, elas gerenciam a si mesmas. E elas estão totalmente despreparadas para isso."

Peter Drucker (1909–2005)
Consultor, professor e conferencista
norte-americano renomado

Ao iniciar sua trajetória profissional, é preciso elaborar cuidadosa e criteriosamente um planejamento de carreira de curto, médio e longo prazo — respectivamente para um ano, três anos e cinco anos. Nos dias atuais, esse planejamento é vital para o sucesso futuro. Infelizmente, a maioria dos profissionais jamais pensou em fazer esse planejamento, delegando essa tarefa de exclusiva pessoalidade a terceiros. Não é à toa que muitos deles não foram além de uma média gerência e são os primeiros a serem sacrificados em situações difíceis ou de mudanças como recessão, downsizing, reestruturações, fusões ou aquisições. Como não planejaram suas carreiras, provavelmente não estudaram e nem se atualizaram para enfrentar novos desafios, estando aquém daqueles que buscaram informações, investiram em uma pós-graduação ou MBA, ampliaram sua rede de contatos, participaram de seminários e congressos, viajaram para o exterior com o intuito de ter contato com outras culturas e leram bons livros. Portanto, as empresas não podem ser condenadas por cortar justamente aqueles mais acomodados. Eles são menos eficientes.

Inúmeros profissionais que não planejam a carreira fingem que construíram ou estão construindo uma carreira verdadeiramente brilhante. Usam e abusam do marketing pessoal e tentam vender uma imagem que supervaloriza aquilo que são. Podem enganar algumas pessoas por algum tempo, mas não para sempre. Um dia a verdade vem à tona e a máscara cai, mas será tarde para reverter a situação.

AS VULNERABILIDADES DE UM PROFISSIONAL

Uma coisa são as aparências externas — aquilo que o indivíduo tenta aparentar ser — outra, bem diferente, é o que ele vive em seu íntimo. Dentro do seu peito habitam a angústia e a frustração pelo progresso medíocre de sua carreira e o temor diante da complexidade e da concorrência exacerbada no mundo dos negócios e das organizações. A vida se torna um grande pesadelo, cercada de medos, frustrações, estresse, depressão, crises no relacionamento familiar, falta de perspectiva futura e vazio existencial. Em meu escritório, escuto com frequência profissionais dizerem que sentem vontade de jogar tudo para o alto e desaparecer, pois não souberam enfrentar momentos difíceis, tiveram crises profundas de choro, se desesperaram e se revoltaram até mesmo com os desígnios de Deus.

São poucos os profissionais que reconhecem o próprio erro. Que enxergam com clareza que todos os problemas que surgiram são consequência da sua falta de planejamento de carreira, de preparo emocional e intelectual e de uma visão apurada de curto, médio e longo prazo. A falta de planejamento faz as pessoas se acomodarem e se sentirem satisfeitas com o que conquistaram até aquele momento. Muitos funcionários olham para o lado e percebem que seu chefe ganha um pouco mais do que eles e trabalha o dobro, logo deduzem que não vale a pena ir além. Só trará problemas. Pensar dessa forma é praticamente uma sentença de morte profissional. Qual empresa se interessará em contratar alguém com esse perfil? Nenhuma, não é mesmo?

Nenhum profissional deveria aceitar permanecer no mesmo cargo por mais de três anos. Por melhor que seja a sua empresa ou o seu superior imediato, você precisa se mexer. Vale a pena lembrá-lo de um velho e sábio ditado: "Até mesmo a água parada apodrece." Não se torne um discípulo do cantor popular Zeca Pagodinho, que em uma de suas músicas de maior sucesso diz: "Deixa a vida me levar (vida leva eu!)." Assuma o controle da sua vida e dê a ela o rumo que você — e não o seu chefe, a sua empresa ou os seus amigos — sempre desejou. É você quem deve conduzir a sua vida — e não o contrário. Deixe o Zeca Pagodinho apenas para seus momentos de lazer, onde seu mantra será inofensivo. "Quem não mudar seus pensamentos", advertiu Anwar Sadat, militar e presidente do Egito entre 1970 e 1981, "nunca será capaz de mudar a realidade e, portanto, nunca fará progresso".

Sugiro, portanto, que você acorde e promova as mudanças necessárias em sua carreira. Você ainda tem tempo para fazê-las. Se deseja realmente mudar sua situação, não espere por dias melhores. Eles nunca chegam para aquelas pessoas que não têm objetivos definidos e não os perseguem com disciplina e determinação.

Quando oriento os profissionais que passam pelo meu escritório a promoverem tais mudanças é comum eles responderem que vão fazer um MBA (mestrado em administração de empresas) para se atualizar e incrementar o currículo. Considero uma iniciativa válida e importante. Mas digo com franqueza que um diploma de MBA não é passaporte garantido para uma carreira de sucesso. Se assim o fosse, todos aqueles que concluíram o seu MBA estariam no topo das corporações. Não é isso o que vemos na prática. Há profissionais que exibem ostensivamente seus MBA's, mas que jamais abriram um livro para estudar após a conclusão de seu valioso e importante curso. Eles vivem de conhecimentos ultrapassados. Qual o valor de um diploma de um curso de MBA feito na década de 1990? Ou no começo dos anos 2000? Tudo muda em uma velocidade alucinante e o que aprendemos hoje pode não ser útil amanhã.

É claro que o seu chefe e a sua organização ficarão felizes em saber que você fará um curso de MBA. Ficarão ainda mais contentes ao serem informados de que você já terminou o curso. Será uma conquista valorizada. Mas seu diploma só terá mesmo valor se vier acompanhado diariamente de novos saberes, ideias, projetos, resultados e, sobretudo, atitude e arrojo em tudo aquilo que faz. Afinal, de que adianta possuir conhecimento acadêmico se ele não é prático? De que adianta ter armazenado em seu cérebro as diferentes teorias gerenciais se você não sabe trabalhar em equipe, solucionar problemas complexos e se relacionar com as pessoas que são diferentes de você?

Já ouvi ao longo da minha vida inúmeros depoimentos que seguem mais ou menos o mesmo discurso: "Participei de vários desses cursos, mas infelizmente nunca me dediquei como deveria. Hoje, quando sou abordado por uma empresa, a primeira pergunta que o selecionador me faz é se sei falar inglês fluentemente. Como não falo, não escrevo e não leio em inglês, sou sempre preterido. Em alguns casos, ao constatarem essa falha no meu currículo, não sou chamado nem mesmo para uma entrevista."

Nesses momentos instala-se o pânico. Desesperada, a pessoa procura contratar um professor particular na esperança de aprender o idioma inglês rapidamente. É uma atitude louvável, mas tão logo ela se recoloca no mercado de trabalho, abandona o curso e deixa de estudar e se preparar para os novos desafios.

Não há argumento algum que justifique a sua displicência com o aprendizado do idioma inglês. Cerca de 95% de toda a comunicação global é feita em inglês. É a chamada língua dos negócios. Se você não dominá-la, perderá excelentes oportunidades na sua vida.

Outro erro comum que os profissionais cometem é não tomar as rédeas da carreira e deixar que esse planejamento fique a cargo da empresa. Trata-se de uma responsabilidade única e exclusiva do profissional. Quem não comanda os rumos da sua carreira é inevitavelmente comandado. Você não seguirá os rumos que sempre sonhou para sua vida profissional, e sim o que outras pessoas — seu chefe, o diretor ou até mesmo o presidente da organização — querem. E quase nunca elas querem aquilo que você sempre almejou. Visam interesses próprios e buscam pessoas que aceitam de forma passiva essa imposição. Querem "escadas" para subirem em suas carreiras. Mais tarde, ao atingirem seus objetivos, elas o descartarão. Portanto, jamais transfira a terceiros tal responsabilidade.

Quero enfatizar aqui o que eu chamo de três regras de ouro que ensino a todos aqueles que entram em meu escritório buscando aconselhamento e um norte para suas carreiras:

1. Controle o seu destino ou então alguém fará por você de maneira perversa.

2. O seu valor para o seu chefe ou sua organização é definido pelo grau de sua utilização para ambos. No momento em que não for mais considerado útil a ele ou à empresa, você será dispensado. A Johnson & Johnson é inegavelmente uma das melhores empresas do mundo para trabalhar. Considero-a excepcional, inclusive em termos éticos e de responsabilidade para com seus clientes, fornecedores, colaboradores e a sociedade como um todo. Se você nunca teve a oportunidade de ler o seu incrível Credo Corporativo, sugiro que o faça. É o mais bem escrito Credo Corporativo da empresa moderna e teve sua inspiração na encíclica papal Rerum Novarum, do Papa Leão XIII, no final do

século XIX. Apesar disso, o General Robert Wood Johnson, ex-CEO da companhia, escreveu: "Agora é a hora de nos livrarmos de todos os homens e mulheres fracos na administração. Nós carregamos casos limítrofes por muitos anos na esperança de que pudéssemos melhorá--los e por um sentimento de caridade. [...] Agora é a hora de separá-los da nossa equipe."

3. Você nunca ouviu falar de um chefe que passou a noite em claro porque estava pensando na promoção ou no aumento salarial de alguém da sua equipe. Esqueça. Isso jamais acontecerá. As pessoas perdem o sono pensando em suas próprias carreiras, aumentos salarias e promoções. Os outros... bem, os outros ficam para depois, em segundo plano. É claro que existem gestores excepcionais, que são defensores de seus colaboradores nessas horas. Mas eles são raros. É bom ter consciência também de que essa transigência e defesa vai até certo ponto. No momento em que ele se sentir ameaçado, ele o deixará de lado. Não se iluda! A vida corporativa é assim, constituída por homens e mulheres que cometem os seus erros e pecados.

No mundo atual, o planejamento de carreira se impõe por vários bons motivos. Posso citar uma série de razões para que você assuma o controle de sua vida profissional imediatamente e não corra o risco praticamente certo de se arrepender amargamente no futuro:

- O planejamento de sua carreira é um mecanismo de defesa e proteção diante das bruscas mudanças e possíveis surpresas que acontecem nas empresas, na economia, nos negócios. Podemos tomar como lição o comportamento das formigas que "não tendo superior, nem oficial, nem dominador, prepara no verão o seu pão e na sega ajunta o seu mantimento" (*Provérbios de Salomão* 6.7–8).

- Ter um plano de carreira é como ter uma apólice de seguro profissional: você se sentirá mais seguro em épocas de vacas magras; será capaz de visualizar com mais clareza as tendências do mercado de trabalho e agir rapidamente, enquanto a maioria fica esperando para saber em que direção o vento irá soprar; assumirá novas posições e responsabilidades com maior segurança, uma vez que investiu na aquisição de novos conhecimentos e competências; passará a se sentir mais empolgado e energizado com a velocidade de sua carreira e tomará decisões com mais facilidade e realismo. Como consequência, inevitavelmente receberá melhores salários, bônus e benefícios e estará mais bem preparado para fazer uma transição em sua carreira, seja interna ou externamente.

- Com um plano de carreira bem construído, você certamente levará menos tempo para chegar ao destino com o qual tanto sonhou e seguirá uma trajetória com mais eficiência e eficácia.

- Pesquisas conduzidas por instituições de grande credibilidade afirmam que pessoas que têm objetivos definidos e os perseguem com determinação chegam em primeiro lugar. Entre essas instituições vale citar a Universidade de Yale, uma das mais famosas do mundo, que divulgou recentemente uma pesquisa que traz alguns dados estatísticos relevantes:

  - 87% das pessoas não têm objetivos definidos. Elas vivem e trabalham, mas não atingirão o objetivo para o qual foram criadas.

  - 10% têm pensado em um objetivo. Esses vão mais longe, porém jamais se tornam campeões em suas áreas de trabalho.

  - 3% das pessoas têm objetivos de vida escritos em uma folha de papel e os perseguem até atingi-los. Esses são os que dominam o mundo.

A vida e a carreira costumam nos pregar surpresas por mais bem planejadas que tenham sido. Portanto recomendo que elabore o seu plano de carreira, porém não o gerencie como se fosse algo sagrado e que não é passível de mudanças. Esse plano deve ser ajustado à medida que sua carreira evolui e as oportunidades surgem. Nada é imutável. E assim deve ser o seu plano de carreira. Empresas se fundem ou desaparecem, funções deixam de existir, novas competências são exigidas, conhecimentos mais específicos são necessários. Impossível prever com 100% de segurança como será o universo corporativo dentro de 20 anos. Seu plano de carreira deve servir como uma bússola a indicar o rumo e as alternâncias que ela pode sofrer, nunca uma estrada reta e sem curvas direto a um destino previsto e imutável.

Portanto, fique sempre atento às seguintes questões:

- A sociedade moderna muda a cada instante. Fique atento e ajuste o seu plano de acordo com a necessidade. É bem provável que a cada mudança você necessite de novos saberes, competências e habilidades. Mantenha-se atualizado e seja um eterno aprendiz. Não se acomode e não olhe para trás.

- As organizações e as pessoas também mudam. Isso exigirá de você aguçada percepção das coisas e do ser humano. Portanto, refine a sua inteligência interpessoal, ou seja, a capacidade de compreender os outros com facilidade — as intenções e as preocupações deles ou delas. Sugiro que você adquira e estude em profundidade os livros *Fui Contratado! E agora?*, de minha autoria, e *Decifrar Pessoas,* da escritora norte-americana Dimitrius, Jo-Ellam.

- Não existe uma carreira perfeita, mas podemos dizer que a carreira ideal para sua vida profissional é aquela na qual você se realiza completamente e empreende o trabalho mais valioso do mundo, não importa a sua natureza. Aqui vale lembrar das palavras do bilionário e bem-sucedido empresário norte-americano Warren Buffett: "Encontre alguma coisa pela qual seja apaixonado. E só trabalhe com pessoas de quem goste. Se você trabalha todos os dias com o estômago embrulhado, está no lugar errado." Adicione-se a essas palavras o comentário feito por Steve Jobs, o grande gênio da tecnologia computacional: "Para ter sucesso, é necessário amar de verdade o que se faz. Caso contrário, levando em conta apenas o lado racional, você simplesmente desiste. É o que acontece com a maioria das pessoas."

- Concentre todos os seus pensamentos, energias e esforços no que você faz melhor. Bernard Shaw disse: "Essa é a verdadeira alegria da vida: ser útil a um objetivo que você reconhece como grande."

Caro leitor, não desperdice seu tempo desejando empreender algo para o qual não está qualificado ou não tem a mínima vocação. Concentre-se apenas naquelas coisas que somente você pode fazer. Deus o muniu de diferentes inteligências — linguística, musical, lógico-matemática, espacial, corpórea-cinestésica, intrapessoal, interpessoal, espiritual, política, social, eco-naturalista e moral, entre tantas outras.

Por essa razão, você deve procurar ser um revolucionário em sua vida e na corporação a qual serve. Seja corajoso, ousado e assuma riscos. Enfrente as vicissitudes e os problemas da vida com ânimo redobrado. Seja fiel aos seus planos e ideais. Seja autêntico e jamais procure imitar uma pessoa, por mais brilhante que ela seja. Ame de verdade a vida e a família que Deus lhe deu. Nunca perca a dimensão de sua filiação divina — você tem o DNA de Deus. Liberte-se de sua complacência, estagnação e indolência. Evite a todo custo a procrastinação. Ela é cruel e fará com que logo cheguem os dias em que você dirá: "Não tenho neles contentamento."

É hora de dar uma nova dimensão à sua vida. Se você realmente quer fazer uma carreira diferente, torne-se um profissional impaciente. Não se acomode. Não se conforme com a mesmice. Lute contra a letargia. Leia bons livros, aprofunde-se nos assuntos ali tratados, estude com genuíno interesse em aprender e redija seu plano de carreira. Sua carreira irá agradecer.

Capítulo 2

SER UM GASTADOR

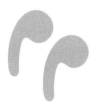
"Cuidado com pequenos gastos; um pequeno vazamento afundará um grande navio; quem da opulência gosta, da miséria provará; sobretudo, os tolos promovem o banquete e os homens sábios o comem."

Poor Richard

– – –

Todos nós empreendemos algum tipo de trabalho remunerado ao longo de nossa existência. Como sabemos, essa remuneração é fundamental para a condução de uma vida digna, abundante e segura. São Paulo, o apóstolo maior da cristandade, em carta endereçada a seu discípulo Timóteo, escreveu: "Porque digno é o obreiro de seu salário" (*I Carta de São Paulo Apóstolo a Timóteo* 5.18). Essas mesmas palavras haviam sido proferidas anteriormente por Cristo a seus discípulos: "Pois digno é o obreiro de seu salário" (*O Santo Evangelho Segundo São Lucas* 10.7).

Alguns profissionais, na maioria das vezes altos executivos, recebem robustos e invejáveis salários anuais que dão a eles as condições de viverem ostensivamente. Eles se locomovem de um lugar para o outro em carros luxuosos ou de helicópteros, têm mansões, tiram férias anualmente com suas respectivas famílias em lugares paradisíacos, viajam sempre de primeira classe, se hospedam em hotéis cinco estrelas, usam somente roupas de grifes e obviamente caríssimas, frequentam os melhores restaurantes e mantêm uma rica carteira de investimentos.

Já outros ganham salários anuais que permitem viver apenas uma vida com relativo conforto. São pessoas que conseguem realizar o sonho de ter uma casa própria ou estão pagando o seu financiamento, dirigem automóveis menos sofisticados, colocam seus filhos em escolas particulares, tiram férias em lugares não tão badalados e até conseguem formar uma pequena poupança. Embora não possam se comportar como os profissionais citados anteriormente, e nem desfrutar dos mesmos luxos e confortos, mesmo assim conseguem ser felizes com suas carreiras e suas vidas.

AS VULNERABILIDADES DE UM PROFISSIONAL

Há ainda um outro grupo de profissionais que recebe uma remuneração anual que mal custeia as suas despesas básicas com alimentação, moradia, transporte, saúde e entretenimento. Estes vivem pendurados nos cheques especiais e nos cartões de crédito. Ganham apenas para a sobrevivência pessoal e familiar. Alguns ainda caem nas redes de agiotas inescrupulosos e perdem o pouco que conquistaram. A maioria dos brasileiros faz parte desse grupo. Para muitos desses e para tantos outros indivíduos da classe média, a conta não fecha no final de cada mês. A seguir estão alguns dados fornecidos pelo Instituto Rosenfield, a pedido da Bovespa — BM&F, que comprovam essa observação a respeito dos brasileiros:

- 62% não têm controle dos seus gastos.
- 53% chegam ao final do mês sem sobra alguma de dinheiro.
- 48% não fazem investimentos e gastam tudo o que ganham.

Em outro estudo, desta vez publicado pela revista Você S/A, o cenário não é muito mais animador:

- 54% não pouparam nenhum centavo no mês anterior.
- 51% dos que têm conta em banco estão com saldo zero ou no vermelho.
- 82% não sabem ao certo quanto ganham nem quanto gastam.
- 36% não sabem o valor exato das contas do mês.
- 28% atrasam contas fixas como água, luz e telefone.
- 63% têm algum tipo de dívida no momento.
- 52% não sabem calcular juros.
- 69% financiam compras pensando no valor da parcela e não nos juros.
- 40% admitem que fazem gastos que poderiam ser cortados.
- 30% admitem comprar por impulso.

Passamos a maior parte do dia no trabalho para ganhar dinheiro, porém muito pouco tempo dispensamos ao seu planejamento — como gastá-lo com prudência e como investi-lo com sabedoria. O profissional que age dessa forma e, de uma hora para outra, perde o seu emprego, se vê sem fôlego financeiro para se manter nem que seja por um mês. Raros são aqueles que possuem uma reserva que garanta seis meses de tranquilidade. Nessas condições, a pessoa se desespera e coloca a sua família sob densas chamas: reti-

SER UM GASTADOR 19

ra os seus filhos da escola particular, demite a sua colaboradora doméstica, vende o seu carro, atrasa o pagamento de suas contas pessoais, é ameaçado de processo jurídico por instituição bancária e, não raro, vê o seu nome sujo na praça. Que preço terrível a ser pago pela ausência de um planejamento financeiro!

Considero ser esse o segundo maior erro praticado por um profissional, não importa o seu nível na hierarquia corporativa ou social. Os imprudentes comumente pagam um altíssimo e pesado preço por sua irresponsabilidade financeira. A história da humanidade está cheia de exemplos de pessoas que tiveram tudo, mas que também perderam tudo em curto espaço de tempo pelos mais diferentes motivos. Exemplos: Cabecinha e executivo do setor Agro. Todos nós sabemos que não é nada inteligente gastar mais do que ganha. É óbvio que a conta não fechará no final do mês e o obrigará a entrar no cheque especial, fazer empréstimos e pagar juros altos. Mesmo assim, muitas pessoas continuam ignorando a prudência e se afundando em dívidas.

Acredito que nenhum indivíduo se propõe a construir uma casa, fazer uma viagem ou empreender um novo negócio sem que antes tenha elaborado um planejamento meticuloso sobre os recursos humanos, materiais e financeiros de que necessitará. Se não o fizer, fatalmente fracassará. Considerando, portanto, a preciosidade da vida e da carreira profissional, todo indivíduo necessita empreender o seu planejamento financeiro com grande cuidado, meticulosidade, racionalidade e sabedoria.

Há um ano aproximadamente, assisti a três gerentes de grandes empresas que vivenciaram essa triste realidade. Eles não tinham dinheiro nem mesmo para pagar uma simples passagem de ônibus ou de metrô após seis meses de desemprego. Estavam vivendo de maneira extremamente precária. Nessa condição, tornaram-se inseguros, descrentes, melancólicos e predispostos a jogar a toalha no chão e desistir de tudo.

O planejamento financeiro é fundamental na vida de qualquer pessoa por uma série de motivos. O mundo das organizações nos dias atuais é extremamente volátil e competitivo. Você não tem segurança absoluta em nenhuma companhia. No final do dia de hoje pode voltar para sua casa feliz com o trabalho que realizou, com sua carreira e com a empresa onde trabalha. Amanhã, no entanto, poderá ser convidado para uma reunião com o seu chefe e ser demitido sem nenhum motivo aparente. Não raro, muitas vezes a demissão chega em um momento delicado. Por exemplo: quando o profissional demitido investiu todos os seus recursos financeiros, inclusive seu FGTS, na aquisição de uma nova casa ou apartamento. Consequentemente, ficou totalmente descapitalizado.

A vida também nem sempre é justa e muitas vezes nos prega inúmeras surpresas, como o aparecimento de uma doença grave, a morte de um ente querido, um acidente automobilístico que nos deixa imobilizados sobre uma cama por vários meses. São situações que demandam recursos financeiros vultosos e que podem drenar a sua conta bancária, mesmo que você tenha um bom plano médico. Eu conheço inúmeros profissionais que se defrontaram com esses infortúnios e tiveram de vender a própria casa, entre outros bens.

A sorte é uma ilusão de homens e mulheres com mentes pequenas. Se ela existe verdadeiramente, contempla apenas aqueles que se prepararam adequadamente. Isto é, planejaram detalhadamente cada estratégia e ação em sua busca pela estabilidade e saúde financeira. Se a sorte fosse a chave para alguém se tornar rico, deveríamos todos nos dedicar à jogatina, frequentar casas de jogos e apostar diariamente nos mais diferentes tipos de loteria. Acredito que essa não é a melhor opção para tentar acumular uma fortuna pessoal e ter uma vida verdadeiramente sadia e próspera. A sorte é fruto do trabalho duro, do uso inteligente dos recursos financeiros que ganhamos com o fruto do nosso suor, o poder extraordinário de nossa mente e a disciplina ferrenha para poupar. É justamente pelo fato da pessoa ter feito sua "lição de casa" que os fatores convergem para favorecê-la. Não se trata, portanto, de sorte ao acaso, mas sim de criar as condições necessárias para que os bons ventos soprem em sua direção. Os rabinos talmúdicos tinham grande fé em que a abundância de Deus seria dada àqueles que trabalhassem por ela. Essa fé deveria reduzir a ansiedade e a preocupação com o futuro.

Ao longo de meus estudos e pesquisas sobre esse assunto, desenvolvi algumas regras que poderão ajudá-lo a obter maior sucesso em seu planejamento financeiro:

- A sociedade e o mundo não lhe devem absolutamente nada. É você quem deve à sociedade por tudo o que ela lhe deu ou proporcionou. Se você não foi prudente e sábio o suficiente para tirar proveito das oportunidades que a vida lhe deu, não culpe os outros pelos seus desastres financeiros. Você é vítima de si mesmo.

É sabido que coisas ruins acontecem às pessoas de boa índole, esforçadas e que lutam bravamente todos os dias de suas vidas. Por outro lado, coisas boas acontecem com pessoas de mau caráter, preguiçosas e imprevidentes. Cristo em seu belo *Sermão da Montanha* ensina que Deus faz com que o seu sol se levante todas as manhãs sobre os bons e sobre os maus, e a chuva caia sobre os justos e os injustos" (*O Santo Evangelho Segundo São Mateus* 5.45). Portanto, se algo de ruim lhe acontecer em algum momento de sua vida, não se desespere. Aprenda com o ocorrido, levante-se, pare de se queixar, comece a andar e persiga seus objetivos financeiros com disciplina e muito empenho.

- Reconheça que o fato de trabalhar duro e arduamente não significa que você se tornará um profissional bem-sucedido do ponto de vista financeiro. Conheço muitos profissionais que trabalharam intensamente durante toda a sua vida, porém nunca foram longe financeiramente. E o que deu errado com esses indivíduos? Eles não se prepararam como deviam. Não estudaram os princípios que poderiam tê-los tornado pessoas bem-sucedidas financeiramente. Não fizeram o seu planejamento financeiro. Não souberam identificar as oportunidades da fortuna quando bateram em suas portas. Nunca tentaram fazer algo diferente ao longo da vida. Suponha que dois indivíduos visitem a floresta Amazônica. Um percebe a grandiosidade, a beleza, o esplendor e a riqueza de tudo o que o cerca. No entanto, é incapaz de descrever a história, a natureza, o crescimento de cada planta e o seu valor. Já o segundo é um botânico que reconhece instantaneamente cada árvore, cada planta e cada pétala de flor em seus mínimos detalhes. É até mesmo capaz de distinguir o perfume que tais flores exalam. Quem, na sua opinião, está mais bem preparado para compreender a grandiosidade da criação divina, o primeiro ou o segundo indivíduo? É provável que você aponte para o segundo. E está absolutamente certo. O indivíduo com estudo e preparo sobre botânica está muito mais preparado para revelar os segredos da natureza. O mesmo acontece com aquele indivíduo que estuda os princípios que poderão torná-lo um profissional rico e independente financeiramente.

- O planejamento financeiro de um indivíduo deve ser elaborado já a partir do primeiro dia de sua vida profissional. Quanto mais cedo você começar a poupar, melhor para o seu futuro pessoal, familiar e da carreira. Costumo dizer para todos os meus clientes em transição de carreira que eles necessitam ter o equivalente a dois ou três anos de salário aplicados em alguma instituição financeira. Isso garantirá tranquilidade durante todo o tempo em que estiver em busca de um novo trabalho. Recentemente orientei uma diretora de recursos humanos em sua transição de carreira. Em nossa primeira conversa, fiz algumas perguntas para conhecer um pouco mais sobre o seu perfil e a forma como lidava com o dinheiro. Ela contou que sempre teve o hábito de poupar desde o início de sua carreira. Planejou cuidadosamente o seu futuro. Desde cedo desenvolveu forte consciência sobre o valor da independência financeira. Não tinha dívidas e podia viver sem salário por pelo menos dez anos. Recebia mensalmente somente de aluguel de seus imóveis cerca de R$18 mil reais. Informou ainda que com sua verba indenizatória estava reformando uma casa em um terreno com mil e oitocentos metros quadrados. É um exemplo a ser seguido.

- Nunca procrastine o dia para começar a fazer a sua poupança. A hora é agora. Se você verdadeiramente ambiciona algo, não espere. Ensine a você mesmo a ser impaciente como aconselhou Gurbaksh Chahal, empresário e escritor de origem indiana.

Ao longo de minha carreira consultiva tenho encontrado um significativo número de profissionais que alega não possuir nenhum tipo de poupança. Quanto mais avançam em suas carreiras e recebem melhores salários e bônus, mais gastam como se o dinheiro aceitasse desaforo. O dinheiro para esses indivíduos tem uma única finalidade na vida: se ostentar de maneira extravagante. Pobres homens! Eles se esquecem, como já citado, que a vida muitas vezes nos pega de surpresa e nos leva à lona. Quantos profissionais viviam ontem de maneira ostensiva e hoje amargam na pobreza, caminham cabisbaixos e, não raro, sofrem de depressão ou de tristeza profunda? Tudo porque subestimaram o valor do dinheiro e o papel que ele desempenha em nosso bem-estar hoje e no futuro.

SER UM GASTADOR   23

Todos nós procrastinamos algo ao longo de nossa vida e carreira. Porém, adiar a hora de poupar é um erro grave e produz resultados extremamente negativos. Portanto, é imperativo que olhemos de perto e com profunda consciência aquele que considero "o erro dos erros". Olhá-lo de perto o ajudará a compreender que todos os seres humanos nascem com a mesma capacidade, todos partem do mesmo ponto e que é a jornada em si que os afasta de suas conquistas.

Piers Steel, um dos maiores pesquisadores do mundo sobre procrastinação e motivação, sobre a importância de ter uma boa reserva financeira diz: "Poupar está relacionado com aquilo que Albert Einstein chamava de a oitava maravilha do mundo — os juros compostos. O dinheiro que você poupa não só rende juros, mas esses juros também rendem juros, que é como os seus filhos tendo netos. Esse poder é tão grande que se você poupar 5 mil dólares ao ano, entre 20 e os 30 anos, você se aposentaria com mais dinheiro do que se começasse a poupar esses mesmos 5 mil dólares todos os anos depois dos 30. Por outro lado, pense nos índios americanos que venderam a ilha de Manhattan por 16 dólares em sementes. Se eles tivessem adquirido esse dinheiro e investido, com os juros compostos eles poderiam perfeitamente comprar hoje a ilha inteira de volta, com tudo o que existe nela — dos enfeites de Natal no Rockfeller Center às cadeiras de couro da diretoria da Trump Tower. É muito ruim que os proteladores raramente cumpram sua intenção de guardar algum dinheiro para a aposentadoria ou mesmo para uma fase ruim. Se fossem personagens de uma das fábulas de Esopo, eles fariam o papel da cigarra e não da formiga. Todos esses juros compostos, todos esses potenciais dividendos do seu investimento, tudo perdido e quase impossível de ser recuperado."

Feita essa importante reflexão, sugiro a você, que agora está mais consciente da importância de pensar no seu futuro financeiro, que poupe 20% de sua renumeração anual. Deixo a seu critério dizer que providência irá tomar a fim de alcançar esse objetivo. A única coisa que posso lhe dizer é que a poupança o livrará da escravidão da escassez. O indivíduo que cultiva o hábito da economia — poupar — adquire ao mesmo tempo outras virtudes como autoconfiança, coragem e equilíbrio.

24 AS VULNERABILIDADES DE UM PROFISSIONAL

Nada é mais devastador para a vida de um profissional do que fazer dívidas improdutivas. Costumo compará-las a uma espécie de escravidão. A dívida destrói a autoestima de qualquer profissional, rouba-lhe durante a noite o sono repousante, afasta-o dos velhos amigos e faz com que ele evite se encontrar com o seu credor. E, o pior de tudo, faz com que ele despreze a si mesmo. Infelizmente, a maioria das pessoas que se habituam a dever não tem a felicidade de compreender o seu erro a tempo de libertar-se dessa prisão, pois a dívida é semelhante às areias movediças, vão levando sua vítima cada vez mais para o fundo. Cultive uma mentalidade voltada para a prosperidade, e não para a escassez.

Capítulo 3

ADIAR PROJETOS, DECISÕES E AÇÕES

"Você pode esperar que o futuro assuma uma forma definida ou pode tratá-lo como obscuramente incerto. Se tratar o futuro como algo definido, faz sentido entendê-lo de antemão e tentar moldá-lo. Mas se você espera um futuro indefinido, regido pela aleatoriedade, desistirá de dominá-lo."

Peter Thiel (Zero to One)

A sociedade moderna é dominada pela complexidade, concorrência, velocidade e avanço da tecnologia em todos os campos do conhecimento humano. Profissionais que não tomarem consciência dessa realidade e forem incapazes de se adaptar rapidamente a esse novo mundo sem fronteiras, estarão preparados apenas para viver e trabalhar em um mundo que não existe mais.

Nesse ambiente, cada segundo da existência humana é de valor inestimável. Tempo não é apenas dinheiro, mas a própria vida. Portanto, desperdiçá-lo significa reduzir o tempo da própria existência e tratá-lo com irresponsabilidade.

O momento presente é a única coisa que possuímos. Por essa razão, se o desperdiçarmos, jamais conseguiremos recuperá-lo. Estará perdido para sempre. Por isso a necessidade de empregá-lo com sabedoria e parcimônia. "Amas a vida?", indagou Benjamin Franklin. "Então não desperdice o seu tempo, porque é dele que a vida é feita."

Por essa razão decidi dedicar este capítulo ao maior erro que os profissionais praticam diária e sistematicamente e que pode comprometer o sucesso e o futuro de suas carreiras: a procrastinação.

Procrastinar é adiar a possibilidade de viver a vida em sua mais completa plenitude — física, mental, social, psicológica e espiritual. É protelar o momento de deixar a organização na qual trabalha à espera de melhores dias que certamente nunca chegarão; retardar uma tomada de decisão importante na esperança de que os problemas sejam solucionados por eles mesmos com o passar do tempo, demorar a cuidar de seu autodesenvolvimento e aquisição de novas habilidades; adiar sua participação no desenvolvimento de seus filhos em sua luta por bens materiais, os quais, muitas vezes, não

AS VULNERABILIDADES DE UM PROFISSIONAL

chega a desfrutá-los; é deixar para cuidar da preparação da aposentadoria apenas quando ela bate à porta e já não há mais tempo hábil para vivê-la despreocupada e abundantemente.

A história da procrastinação começou há cerca de nove mil anos com o surgimento da agricultura pelos povos nômades. Há quatro mil anos aproximadamente os antigos egípcios talharam no mínimo oito hieróglifos para expressar o conceito de atraso e adiamentos, segundo Piers Steel. Posteriormente, os antigos gregos lutavam contra o hábito da procrastinação. Uma das personalidades mais expressivas dessa batalha foi Hesíodo, que em seu poema épico de 800 versos escreveu: "Não adie o seu trabalho para amanhã ou para o dia seguinte. Porque um trabalhador preguiçoso não enche o seu galpão, nem quem adia o trabalho. A indústria faz o trabalho caminhar bem, mas um homem que adia o trabalho está sempre de mãos dadas com a ruína."

Salomão, sábio e político judeu, expressou uma visão muito semelhante quando em um de seus Provérbios disse: "O que ajunta no verão é filho entendido, mas o que dorme na sega é filho que envergonha."

Por volta do ano 440 a.C., a discussão sobre a procrastinação ou o adiamento tinha saído dos campos agrícolas e ganhado novas fronteiras — as militares. Tucídides, o pai da história científica, considerou "a procrastinação uma das características mais obtusas da personalidade, que só seria útil se fosse para atrasar o início de uma guerra, de modo a poder se preparar melhor para a vitória". Marco Túlio Cícero, no primeiro século da Era Cristã, em discurso no qual denunciava Marco Antônio, manifestou sentimento semelhante a respeito da procrastinação: "Na condução de quase todos os afazeres, a lentidão e o adiamento são detestáveis."

Já São Paulo, considerado o maior apóstolo da cristandade, em carta endereçada aos colossenses, condenou de forma enfática a procrastinação ao afirmar: "Andai com sabedoria para com os que estão de fora, remindo o tempo." Remir foi empregado por São Paulo no sentido de não desperdiçar o tempo com adiamentos ou atividades frívolas que nada acrescentavam. Esse conceito é baseado na premissa de que Deus pedirá contas sobre como nós empregamos o nosso tempo ao longo de nossa existência.

A partir do século XVI, a discussão sobre a procrastinação ganhou lugar preponderante nos púlpitos das igrejas protestantes na Europa, no Canadá e nos Estados Unidos. Para significativa parcela de seus ministros, o hábito de procrastinar passou a ser considerado um pecado e tratado como tal. A força dos sermões religiosos condenando a procrastinação e tratando-a como pecado se difundiu de maneira veloz e extraordinária, antes, durante e depois da Revolução Industrial na Inglaterra, no século XVIII.

Algumas das expressões mais ouvidas nesse período foram as seguintes: "O caminho dos preguiçosos é cheio de obstáculos, ao passo que o do diligente não tem quaisquer embaraços." "Pois perder tempo desagrada mais a quem mais conhece o seu valor." "O homem que tem coragem de desperdiçar uma hora do seu tempo não descobriu o valor da vida."

No século XX, o discurso do valor "tempo" como o único bem da vida que não se renova — ou se usa ou se perde — invadiu as universidades e as empresas. Por isso a origem de um número extraordinário de livros, artigos, teses, palestras, conferências, seminários e workshops sobre o assunto.

O mais inusitado de toda essa história é que quanto mais se fala sobre procrastinação, mais e mais parece que fazemos questão de desperdiçar o tempo, procrastinar coisas relevantes para as nossas vidas pessoais, familiares e profissionais. Cerca de 95% das pessoas procrastinam.

Procrastinar é um fato incontestável da vida. Faz parte do comportamento do ser humano. E essas procrastinações estendem-se a diferentes áreas de nossas vidas como o descuido com o corpo, a carreira profissional, a família, os estudos, as finanças pessoais, os amigos, a espiritualidade, o lazer, a paternidade, o aprendizado de novas competências e a busca permanente de atualização em campo pessoal de trabalho.

Cedo ou tarde, essas procrastinações cobram das pessoas um altíssimo preço. Nessas horas, dizemos: "Ah! Se eu soubesse…" Para um número razoável de profissionais, esses adiamentos significam o surgimento de doenças inesperadas, obsoletismo em seu campo de atividade, estagnação da carreira, divórcio ou separação conjugal, insolvência financeira, aposentadorias precárias, entre inúmeras outras consequências prejudiciais e nefastas à vida, à carreira, à família e também à sociedade.

Aqui estão alguns dos motivos que fazem com que os indivíduos procrastinem:

- **A crença de que você tem todo tempo do mundo.** Infelizmente o tempo não para e nem toma conhecimento de suas irresponsabilidades em relação à gestão dele. O mundo e a vida estão em transformações permanentes.

- **O poder do hábito.** O mau hábito é uma das principais causas da procrastinação. Ele se forma e se consolida ao longo da vida de quem procrastina. Quando o hábito da procrastinação não é erradicado de sua vida, domina totalmente a vida dos procrastinadores. Por essa razão é que as pessoas alegam que não conseguem preparar ou entregar um relatório gerencial no tempo predeterminado, chegar na hora combinada para uma reunião importante, fazer a avaliação de desempenho de um subordinado no tempo combinado, visitar o cliente na hora agendada, participar das atividades escolares dos filhos ou honrar compromissos importantes.

- **A preguiça.** Não raro, muitos indivíduos adiam o que necessitam fazer por pura preguiça. Na maioria das vezes, a preguiça é a causa da nossa pobreza material, intelectual, profissional e espiritual. Ela é também responsável pelo insucesso de muitos profissionais que fazem apenas o que determina a sua descrição de cargo e, ainda, de forma inadequada e de baixa qualidade. Quem age dessa forma não tem nenhum comprometimento verdadeiro com a busca da excelência e a realização de um trabalho bem feito. Seu corpo físico está presente e perambula pelos corredores das fábricas e escritórios, porém sua mente e alma estão a milhares de quilômetros de distância desses locais. A pessoa se sente abatida e sem forças para recuperar o ânimo e dar o melhor de si. Benjamin Franklin dizia que "a preguiça anda tão devagar que a pobreza facilmente a alcança". Thomas Atkinson exortou: "Vencer a preguiça é a primeira coisa que o homem deve procurar, se quiser ser dono de seu destino."

- **Desgosto em relação a certas atividades ou tarefas relacionadas ao seu trabalho.** É comum os indivíduos se debruçarem sobre aquelas atividades que adoram fazer em seu dia a dia de trabalho. O contrário também é verdadeiro. Muitos odeiam empreender determinadas atividades sob sua responsabilidade, como fazer a avaliação de um subordinado, preparar uma apresentação para a alta administração, participar de uma reunião de negócios, jogar politicamente na empresa, etc.

Quando ainda era estudante do ginásio (hoje ensino fundamental) fiz um curso sobre a arte de estudar com uma professora norte-americana chamada Frona Mattox. Aprendi inúmeras lições que ainda hoje são úteis na execução de minha atividade consultiva. Uma delas é fazer primeiro o mais difícil, o que não gosto e depois fazer o que gosto. Em outras palavras, deixar de executar aquelas tarefas das quais não se gosta não significa que elas desaparecerão. Ao contrário: elas aumentarão o seu nível de ansiedade e irritabilidade, porque as coisas que deixou de fazer continuarão a atormentá-lo por muitas horas, dias, semanas ou meses.

Adiamentos são constantes em nossas vidas. No entanto, alguns deles são críticos e, enquanto não são corrigidos, fazem descarrilar uma carreira potencialmente promissora e brilhante.

Eis alguns exemplos de procrastinação que considero de suma importância:

- **Descuidar-se da saúde do corpo.** Procrastinar o momento de fazer exercícios físicos diários, fazer refeições balanceadas e nas horas certas, dormir um sono repousante, deixar de trabalhar diariamente durante uma carga excessiva entre 12 e 16 horas e deixar de beber e fumar exageradamente, entre outras atitudes necessárias para ser saudável, pode comprometer seriamente a sua saúde. Ao longo de minha vida profissional como consultor, tenho visto muitas vidas serem destruídas por posturas inadequadas como essas. Há alguns anos fiz um amplo trabalho de orientação profissional para um diretor industrial de uma importante indústria norte-americana. Ele vinha enfrentando um momento difícil e sua pressão arterial estava constantemente alta. Enquanto durou o seu processo de recolocação, recebeu todos os alertas possíveis sobre os perigos que estava correndo ao não cuidar de sua saúde como devia. Dois dias depois de nossa conversa, acordou com fortes dores no peito. Mesmo assim se levantou, pois tinha uma entrevista de emprego agendada para aquela manhã. Mas a dor aumentou de intensidade. Foi levado às pressas para o hospital, mas não resistiu ao enfarto agudo e faleceu.

Eu e toda a minha equipe fomos para o seu funeral em São José dos Campos, interior do estado de São Paulo. Sua esposa nos revelou que ele fumava exageradamente, gostava muito de beber uísque e não cuidava de sua saúde como devia. Infelizmente ele pagou um preço muito alto por todos esses abusos.

AS VULNERABILIDADES DE UM PROFISSIONAL

O princípio dominante para o desenvolvimento de uma vida sadia é baseado em um princípio do cristianismo que diz: "O corpo é o Templo do Espírito Santo de Deus." Em outras palavras, o homem não é o proprietário do seu próprio corpo, mas Deus confia-o ao homem a fim de que ele o administre da melhor maneira possível. Na maioria das vezes, violamos esse princípio porque estamos mais preocupados com as atividades que desenvolvemos no momento em vez de nos voltarmos para questões importantes e que terão impacto no longo prazo. O trabalho não é mais importante do que a vida.

- **Abdicar das coisas espirituais, como a meditação, a oração, a leitura de textos inoperacionais ou até mesmo fazer um retiro espiritual.** Inúmeros profissionais consideram que o trabalho mais importante do mundo é o visível, cujo resultado podem ver e tocar — construir uma casa, erguer uma fábrica, fazer uma viagem internacional de negócios. Para eles, o chamado trabalho "invisível", aquele feito pela alma, não tem importância nenhuma. Trata-se de coisa para quem não tem algo melhor para fazer, para papa-hóstias, para religiosos fanáticos ou pessoas ignorantes.

A verdade, no entanto, é que o trabalho espiritual voltado para fortalecimento da alma e o enriquecimento do espírito é o mais importante do mundo. Formas de trabalho visíveis só são úteis quando realizados em paralelo com o espiritual.

É interessante observar esses "deuses de si mesmos" quando descobrem uma doença que poderá roubar-lhes a vida em pouco tempo ou quando um membro da família sofre um grave acidente ou ainda se perdem um simples emprego. Nessas horas, correm para a igreja mais próxima, acendem velas, pedem a seus familiares que façam orações, buscam palavras de orientação junto a líderes espirituais. Caro leitor, Deus é a fortaleza de todo ser humano — pobre ou rico, intelectual ou ignorante, bem ou malsucedido, sadio ou enfermo. Esquecê-Lo ou menosprezá-Lo em qualquer circunstância ou momento da vida é um erro irreparável.

Deus é a nossa luz e salvação; portanto, a quem temeremos? É a força da nossa vida. Se Ele não o responde como você gostaria, não pense que está distante ou esqueceu de você. Deus jamais esquece os seus filhos. Permita-me lembrá-lo das palavras sábias do falecido Papa João Paulo II: "O ser humano sem Deus não pode compreender a si mesmo; como, também, não poderá realizar-se sem Deus."

- **Procrastinar a hora de adquirir novos conhecimentos e competên-cias consideradas estratégicas no atual mundo dos negócios.** Conhe-cimento é poder. Pelo menos foi isso que afirmou o filósofo inglês Francis Bacon, pai do empirismo moderno. As palavras proferidas por Bacon são tão ou mais verdadeiras nos dias atuais do que nos séculos XVI e XVII, época em que viveu. Explico: o mundo atual é extremamente complexo, o conhecimento se multiplica em um abrir e fechar dos olhos, a comunicação é instantânea, as organizações são mais exigentes na hora da contratação de seus profissionais e nenhum indivíduo pode dizer que não tem tempo ou oportunidade para estu-dar e renovar os seus conhecimentos a cada minuto. Quando alguém procrastina o dia de começar uma atividade importante como fazer um curso ou ler um bom livro, é porque o estudo, em quaisquer de suas formas, não é um valor para a pessoa. Aqui está a raiz crônica do problema. Tenho observado que muitos profissionais ainda acre-ditam que um simples diploma de graduação ou pós-graduação é o suficiente e os capacita para a vida inteira. Ledo engano. A validade de um diploma de MBA, por exemplo, é menor do que a de uma caixa de leite na prateleira de um supermercado, tal o ritmo das mudanças e inovações do mundo atual. Conheço inúmeros profissionais com excelente nível de formação que não cultivam o hábito da leitura e que não estudam disciplinadamente. Alegam que o trabalho conso-me todo o seu tempo e, quando retorna para casa no final de um dia exaustivo de trabalho, já está exausto e não sente mais vontade de fa-zer absolutamente nada. Essas são desculpas que não colam mais nos dias atuais. São falaciosas e eliminam todas as possibilidades de uma carreira bem-sucedida. Afinal, existem inúmeros canais de aprendi-zado a sua disposição — internet, faculdades, conferências, palestras, workshops, seminários, etc. É só escolher aqueles que se encaixam melhor dentro de sua disponibilidade de tempo e vontade. Bill Gates, cofundador da Microsoft, considerado o segundo homem mais rico do mundo, atrás apenas de Jeff Bezos, fundador da Amazon, diz que dedica seis horas por dia à leitura. George Bush, ex-presidente dos Estados Unidos, contou em entrevista ao jornal The New York Times que lia cerca de 95 livros por ano enquanto presidia o seu país. Jeffrey Immelt, atual CEO da General Electric, afirma que lê um livro por semana. Eu, particularmente, reservo duas horas e meia todos os dias

— das 6h às 8h30 da manhã — para a leitura de bons livros. Quanto mais leio, mais percebo minha ignorância em determinados saberes como Física, Química e Biologia. Gosto muito da frase de Mark Twain (1835–1910), escritor norte-americano, "O homem que não lê não tem nenhuma vantagem sobre aquele que não sabe ler". Em compensação, aquele que lê tem a possibilidade de se engrandecer, multiplicar seus modos de viver e tornar sua vida cheia, significante e interessante.

Caro leitor, sugiro que se apresse em examinar o que você está fazendo para alimentar a sua mente de novos conhecimentos e saberes e também para crescer de maneira firme e autossustentada.

- **Adiar o dia de deixar o seu emprego, posição e organização.** Tenho assessorado inúmeros profissionais ao longo de minha carreira consultiva que se enquadram totalmente nesse perfil. Eles adiam a hora de abdicar de seus empregos, posições e organizações por inúmeros motivos: medo de não encontrarem novo trabalho com remuneração igual ou superior, despreparo para o novo mundo das organizações, julgam-se insubstituíveis em seus postos de trabalho, assumiram compromissos financeiros de longo prazo, sentem-se incapazes e com a validade vencida, pensam que o mundo se restringe apenas ao micromundo de suas organizações.

Caro leitor, os profissionais que procrastinam a tomada de decisões e de mudanças em suas vidas e carreiras geralmente nunca progridem, simplesmente porque não utilizam os dons que Deus lhes deu gratuita e graciosamente. Portanto, pense profundamente no número de vezes que você adiou o que deveria ter feito ao longo de sua vida e carreira. "Uma das mais tristes experiências que um ser humano pode ter", afirmou V. W. Burrows, "é acordar grisalho e enrugado, perto do fim de uma carreira improdutiva, lembrando-se que, todos esses anos, ele esteve usando uma pequena parte de si mesmo".

DEIXAR-SE VENCER PELO MEDO

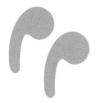
"Todos os homens têm medo. Quem não tem medo não é normal; isso nada tem a ver com a coragem."

Jean-Paul Sartre (1905–1980)
Escritor e filósofo existencialista francês

Vivemos um período da história humana em que homens e mulheres, jovens e adultos, sentem-se sufocados pelo medo. Não faltam motivos para isso como o terrorismo em nível planetário; a insegurança generalizada nos lares, escolas, centros comerciais, campos esportivos, aeroportos e grandes rodovias; o desemprego, que rouba dos indivíduos a esperança de dias melhores e mais prósperos; o fracasso em empreendimentos pessoais, como um negócio próprio ou as falhas na condução da carreira profissional, etc. Esses medos roubam nossos sonhos, criam monstros aparentemente invencíveis e nos impedem de viver uma vida de completa plenitude e uma carreira de sucesso.

Tenho contato diário com profissionais que expressam de maneira transparente e apreensiva esses sentimentos de medo. Do ponto de vista da carreira profissional e do seu processo de busca de emprego, esses medos geralmente estão a um processo de transição de carreira prolongado, ou seja, com mais de seis meses de duração; o receio de que suas qualificações profissionais não atendam às expectativas e exigências de empregadores em potencial; o temor de que as suas reservas financeiras se evaporem rapidamente e não sejam capazes de suprir as suas necessidades pessoais e familiares; e o receio de não se adaptarem rapidamente a uma nova empresa, cargo ou função.

Esse medo que sentimos em situações como as que acabo de descrever tem origens diversas, entretanto, neste capítulo vou me debruçar sobre três que considero de fundamental importância:

1. **Pais despreparados que não conseguem educar bem seus filhos e gerar sentimentos nobres em seus corações.** Se crescemos em am-

biente familiar onde pais ou tutores estão diariamente alimentando nossas mentes com o sentimento de medo, fatalmente o incorporaremos para o resto de nossas vidas. Cresceremos descrentes de nós mesmos, de nossos talentos individuais, de nossa capacidade para resolver nossos problemas, de escolher a profissão mais compatível com a nossa natureza, personalidade e interesse e de empreender uma vida e uma carreira com total plenitude.

Quem nunca ouviu pais aterrorizarem seus filhos durante sua infância com histórias sobre o **bicho-papão** (espécie de monstro, peludo, assustador, obeso e de olhos vermelhos que fica à noite no telhado das casas pronto para pegar as crianças que são teimosas e desobedientes a seus pais)? Por essa razão, essas crianças vivem assustadas e com medo. Em vez de serem preparadas para ter disciplina, serem obedientes e terem respeito pelos seus semelhantes e limites, promovem na verdade a insegurança e o medo.

A educação dos filhos é um processo de importância vital. Por essa razão temos de alimentá-los com uma educação sadia, positiva, construtiva e que fortaleça a sua autoconfiança ao longo da vida e da carreira. Trata-se de um ofício divino. William Shakespeare (1564–1616), dramaturgo e poeta inglês, nos advertiu há mais de cinco séculos: "Aprenda que nunca se deve dizer a uma criança que seus sonhos são bobagens. Poucas coisas são tão humilhantes. E seria uma tragédia se ela acreditasse nisso. Aprenda que quando se está com raiva se tem o direito de estar com raiva, mas isso não lhe dá o direito de ser cruel."

2. **O baixo nível da educação que o Brasil oferece do ensino fundamental à graduação e especializações.** Nos dias atuais, as escolas, especialmente as públicas, não formam grandes campeões, empreendedores, cientistas, inventores, escritores, filósofos, jornalistas, governantes e líderes verdadeiros. Devido à péssima qualidade do ensino, as crianças saem completamente despreparadas para prosseguir seus estudos e ter uma carreira bem-sucedida. Nossas escolas formam profissionais com a mentalidade de dependência da família de origem, do seu empregador, de sua rede de relacionamento, do governo ou de qualquer outra instituição. Ficamos sempre à espera de que os outros façam aquilo que nós deveríamos fazer por nós mesmos.

É óbvio que o mundo nunca dará uma oportunidade a ninguém. Aquele que deseja uma chance pode criá-la a partir de suas próprias ações. Porém, se prefere esperar que alguém lhe entregue tudo em uma bandeja de prata ou de ouro, terá uma grande decepção e desilusão. O mundo não lhe entregará absolutamente nada. É você quem deve sair de casa, procurar, encontrar e fazer acontecer. Nenhum profissional verdadeiramente seguro de si mesmo se queixa da falta de oportunidades até mesmo em época de grave crise social e econômica. Afinal, as oportunidades são como o pôr do sol. Se você esperar demais, irá certamente perdê-lo.

Aprendi muito cedo com meus pais que deveria saber escolher os bons modelos não para imitá-los, mas para superá-los. Posteriormente, já na vida adulta, ao debruçar-me sobre a obra de Baltasar Gracián, aprendi, como ele diz em seus livros, que "cada qual oriente sua criatividade pelos melhores em sua profissão. [...] Nada desperta tanto a ambição ao ânimo como o clarim da glória alheia".

O conceito de "self-reliance", defendido por figuras como Ralph Waldo Emerson, poeta, filósofo e escritor norte-americano, nunca fez parte de nosso ensino ou cultura nacional. Faz parte da nossa cultura atribuir todas as nossas mazelas, fracassos e erros aos outros ou à vontade de Deus. Raramente assumimos responsabilidade sobre aquilo que nos acontece.

Umberto Eco (1932–2016), escritor, professor e filósofo italiano, captou com grande sabedoria esse desastrado comportamento humano quando escreveu: "Justificar tragédias humanas como 'vontade divina' tira dos homens e mulheres a responsabilidade pelas suas escolhas."

3. **Herança cultural e religiosa muito pobre.** Uma parte importante da nossa formação é transmitida por meio de nossa hereditariedade cultural, religiosa e filosófica. Esse termo corresponde aos métodos pelos quais uma geração se impõe sobre o espírito das gerações sob o seu controle imediato, legando-lhes histórias, superstições, lendas, mitos, crenças (inclusive religiosas), valores éticos e morais e exemplos de pessoas que merecem ser imitadas e superadas. Por hereditariedade social devemos compreender uma das fontes acima citadas ou todas as fontes por meio das quais se adquire conhecimento sobre

as diferentes áreas do saber humano, tais como a orientação teológica religiosa, filosófica ou de outra natureza; o hábito da leitura e a apreciação das artes em todas as suas formas; a conversão construtiva e enriquecedora; as narrativas históricas de nosso passado histórico e todas as maneiras de inspiração do pensamento provindo do que geralmente se chama "experiência pessoal".

O psicólogo norte-americano Napoleon Hill, autor de vários best-sellers (*Grow Rich — With Peace of Mind, Think and Grow Rich*), escreveu que, mediante o processo da lei da hereditariedade social, qualquer pessoa que dirija o espírito de uma criança pode, com um ensinamento intensivo, fixar nele determinada ideia, falsa ou verdadeira, de tal maneira que a criança aceite como uma verdade e a torne parte integrante da sua personalidade, como qualquer célula ou órgão do seu corpo.

É por meio da lei da hereditariedade social que os doutrinadores fixam na mente da criança dogmas, credos, cerimônias religiosas, costumes e atitudes em relação a vida e as coisas ao seu redor.

O espírito da criança que ainda não alcançou a idade do discernimento, geralmente os dois primeiros anos de vida, é elástico, aberto, claro e livre. Qualquer ideia implantada nesse cérebro por alguém que desfrute a confiança da criança, germinará, crescerá e jamais poderá ser extirpada por mais oposta à lógica e à razão que tal ideia possa parecer. Rui Barbosa (1849–1923), renomado político e jurista baiano, estava consciente dessa verdade quando escreveu a seguinte frase: "A suprema santificação da linguagem humana abaixo da prece está na educação da mocidade."

Caro leitor, que tipo de sociedade estamos construindo? Que tipo de homens e mulheres estamos formando diariamente em nossos lares, escolas e na sociedade em geral? Que tipo de força e exemplo desejamos legar aos nossos filhos? Nos dias atuais vale lembrar as palavras do filósofo, escritor e teórico político Jean-Jacques Rousseau (1712–1778): "A natureza faz o homem feliz e bom, mas a sociedade deprava-o e torna-o miserável."

Ao estudar a carreira de profissionais que não alcançaram o sucesso desejado, identifiquei uma série de motivos que os impediram de avançar em suas respectivas carreiras como falta de visão estratégica, postura inadequada demonstrada em determinadas situações, incapacidade para pensar de maneira crítica, obsolescência técnica e humanística, incompetência para a solução de problemas, procrastinação, perfeccionismo, arrogância, indisciplina e ausência de conduta ética, entre centenas de outros.

As pessoas costumam ter uma série de vulnerabilidades que elas próprias desconhecem. Não se conhecem em profundidade para saber quais seus pontos fortes e aqueles que precisam ser aprimorados. Conhecer a si mesmo exige esforço e determinação, pois em muitas situações você estará diante de seus próprios fantasmas internos, o que nunca é uma experiência fácil. Um processo de autoconhecimento exige garra e persistência. Entre as principais vulnerabilidades que as pessoas costumam apresentar e que precisam se livrar de uma vez por todas estão as seguintes:

- **Medo de si mesmo.** Tenho aconselhado ao longo de minha trajetória consultiva na área de transição de carreira um número significativo de profissionais que tem verdadeiro pavor de empreender uma autoavaliação. Muitos profissionais desejam apenas receber instruções sobre como redigir corretamente um currículo, conduzir uma entrevista, negociar um salário, abordar um "headhunter" e elaborar uma carta de apresentação ou de agradecimento. Nessas horas, costumo dizer aos meus clientes que antes de qualquer outra iniciativa ele deve fazer uma reflexão e buscar conhecer a si mesmo. Oriento, para isso, que é preciso responder às seguintes questões:
    - Quem eu sou verdadeiramente?
    - Quais são os meus valores pessoais?
    - Qual é a minha filosofia de vida e de carreira?
    - Quais são as minhas fortalezas?
    - Quais são as minhas vulnerabilidades mais visíveis e que podem contribuir para o descarrilamento de minha carreira?
    - Quais são os meus "Blind Spots"?
    - Qual é o meu estilo gerencial?
    - Qual é o meu projeto de vida e de carreira para curto, médio e longo prazo?
    - Quais são as minhas reais necessidades de treinamento e desenvolvimento?

42 AS VULNERABILIDADES DE UM PROFISSIONAL

- ○ Que atividades desenvolvo atualmente a fim de me manter atualizado sobre diferentes assuntos — economia, política, globalização, governança corporativa e sustentabilidade, ética pessoal dos negócios, concorrência, surgimento de novas tecnologias — e seu impacto sobre o meu negócio e a minha carreira?
- ○ Quais foram os últimos livros que li, as lições mais importantes que aprendi e o que apliquei às minhas atividades gerenciais?

Nessas horas costumo lembrar essas pessoas de uma inspiradora frase dita pelo psicanalista suíço Carl Gustav Jung (1875–1961): "Quem olha para fora, sonha; quem olha para dentro, acorda." E das famosas palavras do filósofo grego Sócrates (469–399 a.C.): "Homem, conhece-te a ti mesmo e conhecerás o universo e os deuses."

- **Medo de se expor na empresa e se tornar conhecido além de sua zona de conforto.** Há profissionais que fazem de tudo para se manter invisíveis em suas organizações. Eles acreditam que o trabalho por si só os conduzirá à conquista de novas posições. É um erro pensar dessa forma, pois, se mantiverem por muito tempo tal comportamento, estarão fadados ao insucesso. Afinal, se não se tornarem visíveis, como poderão desejar ser vistos? É inteiramente impossível. Que valor tem uma pérola no fundo do mar? Nenhuma!

Caro leitor, se você encontrar um profissional que se queixa de que a empresa não o valoriza como deveria e que não lhe oferece novas oportunidades de crescimento, saiba que está diante de um profissional invisível. Se ele sair de férias, ninguém perceberá a sua ausência ou sentirá a sua falta.

- **Medo de assumir riscos.** Nenhum profissional pode avançar em sua carreira se não estiver disposto a assumir riscos responsáveis todos os dias, meses e anos. A coragem é o alicerce que suporta e torna reais todas as virtudes e valores humanos. Sem ela, por exemplo, o amor empalidece e se transforma em dependência. O trabalho se torna monótono e mecânico. A fidelidade é mero conformismo. A vida se torna um oceano povoado por monstros prontos para nos atacar e devorar.

A coragem, caro leitor, é extremamente necessária para que o profissional possa ser e vir a ser. A palavra coragem, segundo o psicoterapeuta Rollo

May, tem a mesma raiz do vocábulo francês "coeur", que significa "coração". Assim como o coração irriga braços, pernas e cérebro, fazendo funcionar todos os outros órgãos, a coragem torna possíveis todas as virtudes psicológicas. Sem ela, os valores fenecem, transformando-se em arremedo da virtude (*The Courage to Create*, 1975).

Gosto muito de dois comentários feitos pela ex-primeira dama dos Estados Unidos, Eleanor Anna Roosevelt (1884–1962). O primeiro deles é o seguinte: "Você ganha forças, coragem e confiança a cada experiência em que enfrenta o medo. Você tem que fazer exatamente aquilo que acha que não consegue." Já no segundo, ela afirma: "O meu maior medo foi sempre o de ter medo — física, mental ou moralmente — e deixar-me influenciar por ele e não por sinceras convicções."

- **Medo de perder o emprego.** É muito difícil encontrar um profissional, seja ele do chamado chão de fábrica ou das suítes presidenciais, que tenha medo de perder o emprego.

É um sentimento compreensível para o brasileiro, que passa a vida profissional tentando sobreviver às graves crises econômicas e à constante necessidade de aperfeiçoamento para não se tornar obsoleto. Mas essa postura irá transformá-lo em um profissional acovardado e sem iniciativa. O medo irá paralisá-lo parcial ou totalmente. E, uma vez paralisado, você se tornará incapaz de visualizar novos e melhores caminhos, de ver a necessidade de mudanças e de melhorias em nível pessoal e organizacional e de abraçar tarefas nunca antes exigidas.

Profissionais que temem o desemprego são aqueles que, em geral, não se prepararam adequadamente para enfrentar as mudanças da sociedade líquida, dominada pela alta tecnologia, conectividade, meritocracia e iniciativa individual.

Como lidar com isso? Em primeiro lugar, não importa se você está trabalhando em um período de vacas magras ou gordas. Vá todos os dias para o seu trabalho preparado para perder o seu emprego no final do dia, por melhor que ele seja. Nos dias atuais, não existe segurança absoluta. Portanto, o melhor mesmo é cultivar uma atitude de desapego, flexibilidade, adaptabilidade e mobilidade. Em segundo lugar, gosto de lembrar que nunca vi um bom profissional ficar desempregado por muito tempo, especialmente em um país como o nosso, carente de recursos humanos. Portanto, não há demissão que dure para sempre. O importante é saber tirar proveito desse período da vida.

Por fim, lembre-se que a demissão é uma bênção divina. Uma oportunidade que Deus dá ao profissional para que ele faça um autoexame de sua vida e de sua carreira. Tenho visto que são raríssimos os profissionais que fazem uma parada estratégica ao longo do curso de suas vidas e carreiras, a menos que sejam forçados a fazê-la. A demissão faz com que essa reflexão seja feita com mais firmeza e convicção.

Aconselhei recentemente um diretor de uma importante empresa global em seu processo de transição de carreira. Durante nossa primeira reunião, perguntei que tipo de sentimento cultivava a respeito de sua demissão após duas décadas e meia de trabalho na mesma organização. Sua resposta foi incisiva: "Sinto-me extremamente bem e com a consciência tranquila de que fechei um ciclo de minha vida altamente positivo." E acrescentou: "Acredito que a despeito da realidade do mercado, encontrarei brevemente uma posição compatível com as minhas qualificações e objetivos pessoais de carreira."

Ele estava certo. Em apenas 25 dias esse executivo com mais de 50 anos de idade e alto nível salarial conquistou um ótimo emprego, muito melhor do que o anterior. É por essa razão que volto a enfatizar que você não deve permitir que as notícias de desemprego e de crises que assolam o país constantemente abatam o seu espírito e roube a sua autoconfiança. Resista e mantenha o seu espírito em alto-astral por mais difícil que seja a sua situação. O mundo pertence àqueles que não se deixam abater pelas intempéries, vicissitudes e circunstâncias da vida, porém lutam bravamente para removê-las de seu caminho. Todo profissional, advertiu Immanuel Kant (1724–1804), filósofo prussiano, "tem a sua inteligência avaliada pela quantidade de incertezas que ele é capaz de suportar".

Portanto, o futuro pertence àqueles que creem na beleza e na grandeza de seus sonhos e trabalham árdua e disciplinadamente para realizá-los. Acredite e siga confiante para o lugar que Deus, em sua infinita graça e misericórdia, reservou apenas para você.

Capítulo 5

AUTODEPRECIAR O SEU TALENTO

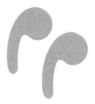 "Valoriza-te sempre para mais, pois os outros se ocuparão em abaixar o preço."

A. P. Tcherhov (1860–1904)
Escritor russo

———

Diariamente milhares de pessoas desperdiçam oportunidades valiosas nas organizações e na sociedade simplesmente porque alimentam o sentimento de autodepreciação ou negam consciente ou inconscientemente o seu talento.

Obviamente estamos falando de problemas em relação ao amor próprio, à autoestima, ao gostar de si mesmo. Há nisso um fundo psicológico e que pode ter origens múltiplas. Eis alguns exemplos:

- **O berço familiar**
  Os pais inoculam em seus filhos o veneno da autodestruição futura ao compará-los de maneira negativa com outras crianças. Criticam o seu comportamento, fazem comentários negativos sobre seus atos, dizem ofensas que minam sua confiança. Parece que o filho do vizinho é sempre mais talentoso. Ou que o amigo de escola é mais bem preparado. Ou ainda que um sobrinho qualquer não é preguiçoso como ele. São observações duras e que caem como uma bomba sobre o peito de jovens que, pela idade, não estão ainda maduros para suportar tanta falta de carinho, compreensão e apoio.

- **A escola**
  O período escolar é uma das etapas que mais influenciam a formação do indivíduo depois da educação familiar. Nelson Rolihlahla Mandela (1918–2013), advogado, estadista e ex-presidente da África do Sul, ao discorrer sobre a educação formal, afirmou: "A educação é o grande motor do desenvolvimento pessoal. É através dela que a filha de um camponês se torna médica, que o filho de um mineiro pode chegar a chefe de mina, que um filho de trabalhadores rurais pode chegar a

presidente de uma grande nação"; "a educação é a arma mais poderosa que homens e mulheres podem usar para mudar o mundo".

John Dewey (1859–1952), filósofo, pedagogo e escritor norte-americano, ao falar sobre a importância da educação, disse: "A educação é um processo social, é desenvolvimento. Não é a preparação para a vida, é a própria vida."

Infelizmente, devido ao baixo nível da educação no Brasil, as escolas — especialmente as públicas — não cumprem com o seu papel de preparar indivíduos para o mundo e para a vida. Ao contrário, formam jovens despreparados, muitos deles analfabetos funcionais que não conseguem ler um texto e compreender o que nele foi escrito. Em meu trabalho na área de recolocação de profissionais, costumo perguntar aos meus assessorados como a faculdade os preparou para a carreira e para o mundo dos negócios. Em 95% dos casos, a resposta é extremamente decepcionante e triste. Ouço com tristeza dizerem que a faculdade não os preparou para o exercício de uma carreira bem-sucedida e muito menos para a vida.

O objetivo da educação formal, do primeiro ao último grau, não é encher a cabeça de um aluno com informações, fatos e dados sobre o passado, mas sim educá-los e prepará-los para que naveguem com sabedoria, autoconfiança, disciplina, foco, determinação e sem sentimentos autodepreciativos no mundo repleto de tubarões de toda espécie que é a vida.

O principal objetivo da escola, como afirmou o ilustre jurista e político baiano, doutor Rui Barbosa, "[...] é formar nos indivíduos o senso perceptivo e apreciativo das coisas reais, educá-los no exercício independente e seguro das faculdades que constituem esse dote, ensiná-los a observar, a pensar, a raciocinar" (*Obras Completas*, vol. X, tomo III). É durante o período escolar que definimos conceitos e descobrimos se somos inteligentes ou não, se somos benquistos ou não, se somos bem avaliados ou não, se somos carismáticos ou não, se somos respeitados ou não, se despertamos a atenção dos outros ou não, se possuímos as virtudes e características de liderança ou não, se somos capazes de cultivar bons relacionamentos ou não, se temos talentos e dons especiais ou não. É na escola também que formamos nossas convicções políticas, econômicas e sociais. É nela que construímos o arcabouço de nossos conhecimentos e definimos aquilo que pensamos sobre nós mesmos, ou seja, quem somos, de onde viemos e para onde vamos.

- **A cultura religiosa dominante**
  A orientação religiosa dominante em nosso país é de inspiração metafisica, existencial, teológica-apologética, epistemológica-cultural, metodológica racional, volitiva, emocional e ética católica apostólica romana. O Brasil ainda tem a maior população católica do planeta. São 123 milhões de pessoas, segundo o IBGE. Portanto, não deve causar surpresa o fato de seus ensinamentos terem nos impregnado das mais variadas formas como conduta, valores, cultura, costumes, ética, moral, arte, música, literatura, pintura, filosofia, educação formal, etc.

  Durante séculos, os ensinamentos religiosos da Igreja Católica Romana enfatizaram o sentimento de culpa e do medo do fogo do inferno e do diabo, em detrimento da pregação do amor, da justiça, da misericórdia, da verdade, da graça infinita de Deus e do perdão divino. Ainda hoje encontramos milhares de pessoas que falam do terror que sentiam quando ouviam esses ensinamentos. Muitas se afastaram da Igreja Católica e foram buscar inspiração espiritual em outras religiões como os Centros de Umbanda, os Centros Espíritas e nas novas seitas religiosas que apregoam a libertação de todos os males humanos, a prosperidade material, a cura instantânea e o sucesso profissional. Não tenho nenhuma dúvida de que muitos dos ensinamentos pregados e disseminados pela Igreja ao longo da história de nosso país contribuíram de maneira significativa para a geração e formação de indivíduos dependentes, submissos, inseguros, acomodados, passivos, autodepreciativos, com profundo sentimento de culpa e com a mentalidade de que a sua miséria, pobreza e insucesso representam a vontade de Deus.

Quem nunca ouviu em documentários televisivos mulheres e homens nordestinos afirmarem que a perda de seus filhos por má nutrição e falta de assistência médica, remédio e condições higiênicas básicas são na verdade a vontade de Deus? Como nordestino de origem, original de Vila dos Carnaubais, interior do Rio Grande do Norte, fico tremendamente indignado com pessoas que afirmam ser a vontade de Deus elas permanecerem em uma situação de pobreza quase absoluta. Ou então enfrentarem as mais variadas doenças ou péssimas condições habitacionais. Tais afirmações contrariam a dignidade do ser humano criado à imagem e semelhança de Deus. A mensagem divina por ocasião da criação do mundo foi muita clara: "Domine o homem sobre todas as coisas." E não se deixe dominar pelas circunstâncias e condições impostas a si mesmo.

Aqui, caro leitor, reside a grande diferença entre a formação cultural, filosófica, teológica, econômica e social entre os países de origem latina e os países de origem saxônica. Estes últimos apregoam o conceito de *self-reliance*, autodeterminação, responsabilidade individual, mente crítica e independente e meritocracia individual, entre inúmeras outras questões. (Sugiro que o leitor leia os seguintes livros: *Raízes do Brasil*, do intelectual Sérgio Buarque de Holanda, e *Da Democracia na América*, do escritor francês Alex de Tocqueville.)

Tenho encontrado ao longo de minha trajetória como consultor de carreira, um número razoável de profissionais que alimentam de maneira sistêmica sentimentos autodepreciativos, apesar dos avanços que conquistaram e dos talentos que possuem. Eles nunca se sentem seguros e capazes de empreender algo novo e diferente. A grande tragédia desses profissionais não é a incapacidade de realizar algo extraordinário ao longo de suas carreiras, mas o fato de serem incapazes de perceber os seus talentos únicos e distintos de todas as outras pessoas. Gustav Flaubert (1821–1880), escritor francês, disse: "Para se ter talento é necessário estarmos convencidos de que temos." Já Sigmund Freud (1835–1930), criador da psicanálise, por sua vez, afirmou: "As minhas capacidades ou os meus talentos são muito limitados. Zero em ciências naturais; zero em matemática; zero em tudo quanto seja quantitativo. No entanto, o pouco que possuo e que se reduz a pouca coisa foi provavelmente muito intenso."

O sentimento de autodepreciação tem sido ao longo da história humana um dos responsáveis pelo insucesso de milhares de profissionais nas mais diferentes atividades. Todos nós nascemos com algum talento natural — cantar, escrever, nadar, liderar, falar em público –, porém poucos conseguem descobrir esse dom ou conseguem desenvolvê-lo em sua mais completa plenitude.

Muitas vezes, o berço familiar, a escola, o nosso credo filosófico religioso e a sociedade, em geral, nos desviam completamente do nosso talento natural pelos mais diferentes motivos. A consequência desse desvio é cruel: a maioria dos indivíduos morre sem ao menos descobri-lo, cultivá-lo e alimentá-lo todos os dias como deveriam.

A palavra depreciação pode ser empregada de várias maneiras e com sentidos distintos. No conceito contábil, por exemplo, significa a redução do valor dos bens pelo desgaste, perda de utilidade por uso, desvalorização por ação ou obsolescência. Já no sentido humano é a percepção míope de si mesmo — suas forças e reais talentos e potencial humano. Você se deprecia quando não desenvolve seus talentos ou então não os aprecia.

Acredito que você, amigo leitor, independentemente de sua crença e convicção religiosa, tenha conhecimento sobre os Dez Mandamentos dados por Deus a Moisés, relatado na Bíblia. Gostaria de destacar o nono mandamento, que diz: "Não dirás falso testemunho contra o teu próximo." O matemático e teólogo, Francisco Solano Portela Neto, atual diretor da Universidade Mackenzie e, anteriormente, executivo de carreira nos Grupos J. Macedo e Honda Motor do Brasil, nos chama a atenção em seu excepcional livro, *A Lei de Deus Hoje*, para um ponto de extrema relevância quando tratamos sobre a quinta vulnerabilidade de um executivo que pode comprometer a sua carreira — "A Autodepreciação". Segundo ele, o Catecismo Maior de Westminster — documento firmado por vários teólogos do século XVII, na Inglaterra — em conjunto com a *Confissão de Fé*, firmou as bases éticas daquela sociedade e, por consequência, da nação norte-americana, nos alicerces das Sagradas Escrituras.

Esses intelectuais religiosos e espiritualistas ao debaterem sobre os ensinamentos contidos no Nono Mandamento, e os quais ainda são extremamente apropriados e válidos para os nossos tempos, afirmaram que dizer falso testemunho não é apenas contar uma mentira sobre alguém, mas também, entre inúmeras outras coisas:

- Praticar, ou não evitar, as coisas que trazem má fama.
- Descobrir desnecessariamente as fraquezas dos outros.
- Interpretar maliciosamente as intenções, palavras e atos das pessoas.
- Chamar o bom, mau, ou o mau, bom (invertendo assim os valores).
- Conservar-nos calados quando à iniquidade reclama a repreensão de nossa parte.
- Depreciar demasiadamente a nós mesmos.
- Negar os dons recebidos gratuitamente de Deus.

52 AS VULNERABILIDADES DE UM PROFISSIONAL

Essa relação, apesar de parcial, é de extrema relevância para os nossos dias, vidas e carreiras. Devemos mantê-la sempre diante de nossos olhos. Muitos profissionais se autodepreciam por falsa humildade, insegurança ou complexo de inferioridade, entre tantos outros sentimentos. Fogem de situações que deveriam ser enfrentadas depreciando a si mesmos, alegando falta de competência, preparo, oportunidade e berço.

Aqui vale lembrá-lo as palavras do psicanalista Erich Fromm (1900–1980): "O homem moderno se transformou em uma mercadoria; ele experimenta sua energia vital como um investimento do qual deveria tratar o máximo lucro, considerando sua posição e sua situação no mercado das personalidades. Ele está alienado de si, de seus semelhantes e da natureza. Seu objetivo principal é a troca lucrativa de suas habilidades, de seu conhecimento e de si mesmo, de seu 'pacote de personalidade', com outros que procuram igualmente uma troca equitativa e lucrativa. A vida não tem objetivo, salvo o de uma troca equitativa; nenhuma satisfação, salvo o consumir. O que pode significar o conceito de Deus em tais circunstâncias? Ele é transformado de seu sentido espiritualista original em um sentido correspondente à cultura alienada do sucesso. Na revivescência religiosa dos últimos tempos, a crença em Deus foi transformada em um artifício psicológico destinado a tornar as pessoas preparadas para a luta competitiva. A religião se alia à autossugestão e à psicoterapia para ajudar o homem em suas atividades de negócios" (*The Art of Loving*, 1956).

Caro leitor, o que você está fazendo com os dons que Deus lhe deu? Você sabe quais são eles? Você já os identificou claramente ou persegue uma carreira para a qual não tem nenhum talento simplesmente porque necessita de dinheiro para saldar suas dívidas no final do mês? Perdoe-me a franqueza e objetividade, mas se ainda não descobriu a razão de viver e de trabalhar, você faz parte daquele exército de pessoas cujas vidas são vazias e que vivem se autodepreciando.

Gosto muito do comentário feito pelo renomado psicoterapeuta norte--americano Rollo May: "Em nossa época de gente vazia, a ênfase na autocondenação representa o mesmo que açoitar um cavalo doente — acelera temporariamente, mas apressa o eventual colapso da dignidade pessoal. A autoconfiança, substituta da autovalorização, fornece ao indivíduo um método de evitar uma confrontação honesta e franca com seus problemas de isolamento e desvalorização e inclina para uma pseudo, e não verdadeira, humildade de quem procura enfrentar sua situação com realismo e agir de modo construtivo. Além disso, o substituto autocondenatório proporciona ao indivíduo uma racionalização do ódio de si mesmo, acentuando assim a evidência à execração pessoal" (*Man's Search For Himself*, 1953).

A primeira vez que ouvi a expressão autodepreciação ou autodesvalorização, ela estava intimamente associada às personalidades da história judaica, como é o caso de Moisés, o Libertador. Deus o escolhera entre milhares de judeus para uma missão espinhosa, difícil, porém extremamente gloriosa — libertar o povo judeu da escravidão no Egito e conduzi-lo à Terra Prometida. No entanto, diante do chamado divino, Moisés disse: "Quem sou eu para ir ao Faraó e tirar do Egito os filhos de Israel?" E, mais adiante, declarou: "Ah! Senhor! Eu não sou um homem eloquente nem de ontem, nem de anteontem, nem ainda desde que tens falado ao teu servo, porque sou pesado de boca e pesado de língua" (*O Segundo Livro de Moisés Chamado Êxodo*, 3.11 e 4.10).

Dando um pulo significativo na história, encontraremos várias outras pessoas que confrontadas com novos desafios usaram de estratégia semelhante. Michelangelo, renomado escultor e pintor italiano, duvidou de seu talento pessoal para pintar a Capela Sistina em Roma. Ele se sentiu tão impotente que fugiu para Florença. Nicolaus Copernicus, por sua vez, se recusou por décadas a publicar sua descoberta original que afirmava que a terra girava em torno do sol por temer possíveis críticas e rejeição.

Por fim, o líder religioso Martin Luther King, ao ver deflagrado o movimento dos direitos civis na América do Norte, declarou, logo após o evento envolvendo a senhora Rosa Parks: "It happened so quickly, that I did not even have time to think it through. It is probable that if I had, I would have declined the nomination ['Aconteceu tão rápido, que nem ao menos tive tempo de pensar sobre. Se eu tivesse parado para pensar, possivelmente teria negado a nomeação', em tradução livre] (Adams Grant, *Originals — How Non-Conformists Move the World*, 2010)."

Não há nada que cause maior amargura e flagelo ao profissional do que a autodepreciação. Trata-se de um sentimento que nos coloca para baixo, que nos impede de realizar as nossas tarefas com segurança, de olharmos para o futuro com total confiança e de encarar as mais diferentes e difíceis circunstâncias da vida com coragem, como o desemprego ou a perda de uma promoção.

AS VULNERABILIDADES DE UM PROFISSIONAL

Há várias maneiras de uma pessoa se autodepreciar e minar o próprio terreno onde pisa. São comentários que demonstram aparentemente um abatimento, uma impotência, uma insatisfação consigo mesmo. Mas seu poder é infinitamente mais devastador. Confira abaixo alguns comentários corriqueiros que ouvimos as pessoas dizerem ao se autodepreciarem:

- **Ao desvalorizar sua origem:** "Venho de uma família extremamente pobre que sempre morou na periferia."
- **Ao depreciar sua formação:** "Eu sempre estudei em escolas públicas e nunca tive a oportunidade de estudar em faculdade de primeira linha."
- **Ao falar sobre seu talento e competência pessoal:** "Eu não sei falar em público, não sei liderar pessoas", "não sei jogar politicamente na empresa", "não sei fazer o meu marketing pessoal na empresa onde trabalho". As listas com essas afirmativas são enormes.
- **Ao comentar sobre sua nacionalidade:** "Eu lamento profundamente ter nascido no Brasil, um país altamente corrompido e que não oferece oportunidades a seus filhos."
- **Ao descrever o seu trabalho:** "O meu trabalho é repetitivo, burocrático, cansativo e não representa nenhum desafio. Gostaria muito de fazer outra coisa na vida."
- **Ao reclamar da empresa onde trabalha:** "A empresa onde trabalhei durante os últimos anos era péssima e o presidente, além de incompetente, era desonesto."
- **Ao falar sobre sua aparência física:** "Sou gordo", "sou feio", "não tenho atributos", etc.
- **Ao tratar do seu grau de inteligência:** "Eu não sou tão inteligente como Fulano ou Cicrano. Acredito que é por esse motivo que não avancei como gostaria em minha carreira."
- **Ao comentar sobre as oportunidades que surgem:** "Não tenho sorte" ou "não era algo tão bom assim".
- **Ao falar sobre nações estrangeiras que visitou:** "É um péssimo país. Tudo lá é feio e atrasado."

Você já deve ter ouvido vários desses comentários infelizes. Não estranhe. Há muita gente disposta a se autodepreciar sem ter ideia do impacto negativo que isso tem para a vida pessoal e profissional. Meu conselho a você, caro leitor, é seguir o caminho oposto. Passe a se valorizar — mas sem exagero e com os pés no chão. Reconheça um trabalho bem feito, valorize seu talento, orgulhe-se do resultado que alcançou com um determinado projeto. É claro que alguém que passou a vida toda se autodepreciando não conseguirá fazer essa mudança da noite para o dia. Mas é perfeitamente possível virar esse jogo.

Todos nós temos uma escolha a fazer. Podemos enterrar as nossas cabeças no chão e fingir de que não necessitamos de ajuda, fugir em pânico ante a iminência do desmoronamento das nossas estruturas mentais, acovardar-nos com a perda dos nossos portos conhecidos e aparentemente seguros. Adotando esse comportamento de medo e apatia, estaremos abrindo mão da oportunidade de construir um novo *modus operandi* de viver e de trabalhar.

Na linguagem de Rollo May, já citado anteriormente, "somos chamados a realizar algo novo, prazeroso e diferente. Enfrentar a terra de ninguém, a penetrar na floresta onde não há trilhas — o caminho menos trilhado — e da qual ninguém jamais voltou que possa nos servir de guia".

Para empreender essa viagem com destemor e determinação, recomendo que adote as seguintes práticas:

- **Aprofunde a cada dia o conhecimento sobre você mesmo.**
  Quanto maior é o conhecimento adquirido sobre você mesmo — seu grau de inteligência, talentos mais valiosos, múltiplos conhecimentos, necessidades de desenvolvimento e treinamento –, maiores são as chances de erradicar de sua mente e comportamento o sentimento de autodepreciação. Alimente a mente com pensamentos positivos e construtivos, objetivos e propósitos de vida.

- **Cultive um sentimento de coragem diante de toda a sorte de problemas, adversidades e insegurança pessoal.**
  A coragem é vital para que o indivíduo possa ser e vir a ser. Para que o eu seja é preciso afirmá-lo e comprometer-se. Aí reside a diferença entre os homens e os animais. Um homem ou uma mulher torna-se humano por vontade própria e por seu compromisso com essa escolha. Os seres humanos conseguem valor e dignidade pelas múltiplas decisões que tomam diariamente. Essas decisões exigem coragem. Por essa razão, o renomado teólogo Paul Tillich diz que "a coragem é essencial ao nosso ser".

56 **AS VULNERABILIDADES DE UM PROFISSIONAL**

- **Aprenda a amar a si mesmo, sem se tornar um Narciso ou um ególatra.** Aprendi ainda criança esse princípio para o cultivo de uma vida sadia, forte, corajosa e vitoriosa. Se uma pessoa não aprender com o cristianismo a amar a si mesmo de maneira correta, também não poderá amar aos seus semelhantes. Amar a si mesmo corretamente e aos semelhantes são conceitos absolutamente análogos e, no fundo, idênticos. Daí o mandamento divino: "Amai a Deus sobre todas as coisas e ao teu próximo como a ti mesmo."

Acredito que os grandes males do presente século decorrem da quebra desse mandamento.

Aqui vale registrar as sábias palavras do psicanalista Erich Fromm, já citado anteriormente: "O homem moderno alienou-se de si mesmo, de seus semelhantes e da natureza. Ele foi transformado em uma mercadoria, experimenta suas forças vitais como um investimento que precisa lhe proporcionar o maior lucro capaz de ser obtido nas condições de mercado existente. As relações humanas são essencialmente as relações entre robôs alienados, cada um dos quais baseia sua segurança em ficar junto do rebanho e não ser diferente dele em pensamento, sentimentos e atos. Embora todos procurem ficar o mais junto possível do resto, todos permanecem absolutamente sós, invadidos pelo profundo sentimento de insegurança, ansiedade e culpa que sempre surge quando o estado de separação humano não pode ser superado."

- **Reaja com toda sua força mental e de alma à cultura organizacional voltada para a valorização de suas vulnerabilidades e que impede o seu crescimento e realização.** Não raro, muitos profissionais trabalham em organizações que valorizam claramente os pontos fracos de seus colaboradores. Durante as avaliações anuais ou semestrais de desempenho, geralmente prevalecem os comentários negativos que acentuam as vulnerabilidades dos funcionários. A sensação que muitos indivíduos têm é que tudo aquilo que realizaram de bom durante o ano foi esquecido e que somente os erros dos últimos dias ou semanas foram levados em conta.

Eu, particularmente, censuro esses pseudoavaliadores de desempenho encastelados nas organizações. Não é à toa que muitas empresas estão abolindo sistemas perversos de avaliação de desempenho que focam apenas os erros e os pontos fracos dos indivíduos. Na verdade, muitas dessas avaliações são apenas processos burocráticos realizados para ocupar o tempo de alguns profissionais de recursos humanos.

Nessas pseudoavaliações, os indivíduos são instruídos a prestar atenção aos seus pontos de vulnerabilidade e a corrigi-los a fim de que se tornem melhores profissionais e executem as suas atividades com excelência. Esse tipo de conselho é um erro. Nenhum profissional se tornará melhor, mais comprometido, mais forte, autoconfiante e valioso simplesmente porque passará a manter o foco em seus pontos fracos. Não sou contra a identificação e correção de nossos pontos fracos. Eles devem merecer nossa melhor reflexão, cuidado e correção. Mas o correto é concentrar nosso foco de autodesenvolvimento naqueles pontos em que somos verdadeiramente fortes. Portanto, cuidado para não ser influenciado pela cultura organizacional que foca apenas suas vulnerabilidades.

- **Não se diminua ou tema falar sobre o seu valor pessoal e profissional.** Se você não se empenhar em demonstrar o seu real valor, pessoal e profissional, os seus concorrentes certamente jamais o farão por você. Na vida real, eles tentarão desvalorizá-lo. Portanto, cuidado para não errar na dose ao fazê-lo, querendo ser o que você não é. Muitos profissionais caem em desgraça simplesmente porque não são sábios e prudentes na hora de falar sobre eles mesmos. Não há dúvida de que não devemos nos supervalorizar, ou seja, acreditar que somos os melhores de todos e em tudo aquilo que fazemos. A humildade corajosa é característica dos profissionais conscientes, realistas e amadurecidos. Ter-se em exagerado conceito, no sentido da vaidade e autopromoção falsa, não resulta de mais autoconsciência ou de sentimento de autovalorização. Como escreveu Rollo May, "a autopromoção exagerada e a vaidade excessiva são, em geral, sinais exteriores de insegurança e vazio interior; uma exibição de orgulho é um dos mais comuns disfarces da ansiedade. [...] Quem se sente fraco torna-se fanfarrão, quem se sabe inferior torna-se gabola; flexionar músculos, falar demais, ser obstinado e imprudente são sintomas de ansiedade oculta" (*Man's Search for Himself*, 1953).

Entretanto, isso não significa que não devamos falar abertamente sobre o nosso valor pessoal e profissional. Nesse *affair*, é preciso ética, discrição, profissionalismo, prudência e muita sabedoria.

Salomão, estadista e intelectual judeu, advertiu: "O coração do sábio é mestre de sua boca e aumenta a persuasão nos seus lábios. Palavras agradáveis e verdadeiras são como favo de mel: doces para a alma e medicina para o corpo" (*Provérbios de Salomão*, 16.23–24).

Caro leitor, esforce-se a fim de banir de sua mente o sentimento de autodepreciação e comece a valorizar de forma consciente a si mesmo, sua formação acadêmica, o trabalho que realiza, a empresa onde desenvolve sua carreira, os amigos, cônjuge, filhos e suas origens. Nunca permita ser desvalorizado por quem quer que seja.

Capítulo 6

NÃO DAR VISIBILIDADE AO SEU TALENTO

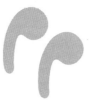 "Não basta sua intrínseca qualidade, pois nem todos mordem a medula nem olham por dentro. Uma boa dose do artifício consiste em saber apresentar suas coisas, ora exaltando-as, pois o louvor provoca o desejo, ora dando-lhes um bom nome, o que é um grande modo de realçá-las, mas evitando sempre qualquer pose."

**Baltasar Gracián (1601–1658)
Filósofo, professor e padre jesuíta espanhol**

Ao longo do meu trabalho como consultor de carreiras, conversei e aconselhei inúmeros profissionais que reuniam excelentes qualificações e virtudes pessoais, como ótimo preparo acadêmico obtido em escolas de primeira classe, fluência em mais de um idioma, estabilidade empregatícia em empresas multinacionais de grande porte, boa aparência e apresentação pessoal, caráter ilibado, sensibilidade humana, etc. Apesar de todas essas virtudes, nunca conseguiram conquistar cargos de liderança além da média gerência.

Muitos desses profissionais lamentam os erros que cometeram ao longo de suas carreiras. Eis alguns dos mais comuns: se sentiam incapazes para o exercício de certas atividades corporativas; se julgavam donos da verdade e não sentiam mais a necessidade de continuar estudando, pesquisando, desenvolvendo e expandindo suas mentes com novos saberes; cultivavam o sentimento de eternas vítimas do mundo e culpavam, sem nenhuma avaliação mais aprofundada, as circunstâncias e não a si mesmos como deviam; fugiam dos problemas e das adversidades em vez de enfrentá-las e resolvê-las rapidamente; se acovardavam diante das mudanças e dos novos desafios; desprezavam o valor do planejamento de carreira e de suas finanças pessoais; subestimavam a importância do jogo político; ficavam remoendo o passado sempre à espera de melhores dias que nunca surgiam.

Sempre que reflito sobre todas essas questões, lembro-me das sábias e oportunas palavras de Benjamin Disraeli (1804–1881), político conservador britânico, para os nossos dias: "O homem passa por três idades: a tolice da juventude, a luta da idade madura e os remorsos da velhice." Infelizmente tenho que admitir, com muita tristeza, que o remorso da maioria dos profissionais não surge na idade da velhice, mas na luta da idade madura. Quem nunca ouviu expressões como: "Ah! Se eu soubesse!" ou "Como eu

62 AS VULNERABILIDADES DE UM PROFISSIONAL

não pude ver essas coisas ao meu redor?" ou ainda "Por que ninguém me falou que essas questões eram importantes para a minha carreira e o meu sucesso profissional?".

Recentemente ouvi de um profissional em transição de carreira a seguinte confissão: "Nunca pensei sobre a importância dessas questões relacionadas à gestão de carreira. E agora? Tenho 45 anos e nunca fui além de uma posição de média gerência. Será que terei alguma chance de trabalho no atual quadro socioeconômico do país?" Respondi que adquirir consciência de suas vulnerabilidades e de sua ignorância sobre essas questões vitais para uma carreira executiva bem-sucedida era um tremendo passo para a sua redenção profissional e conquista de um novo emprego. Porém, não deveria se esquecer de agir imediatamente. O relógio do tempo não pararia para esperá-lo.

Há profissionais extremamente competentes que atuam em importantes corporações nacionais e multinacionais que são literalmente desconhecidos pelos seus pares e superiores. Foi o caso de uma executiva que aconselhei recentemente. Ela havia sido demitida de uma multinacional após vários anos de trabalho. Durante nossas reuniões para orientação profissional, ela disse espontaneamente: "Nunca dei nenhuma importância a mim mesma como devia. Sempre procurei fazer o meu trabalho da melhor maneira possível. Todavia, nunca atentei para a importância de me mostrar para a alta administração. Sempre pensei que, se trabalhasse duramente, eu seria reconhecida pelo meu chefe e pela organização. Hoje, reconheço que não é bem assim." Ao ouvi-la atentamente, lembrei-a das palavras de meu querido e falecido pai: "Meu filho, moça que não coloca a sua cara na janela nunca casa."

Por que pessoas talentosas, bem preparadas e que realizam um excelente trabalho não conseguem obter maior visibilidade e, consequentemente, perdem ótimas oportunidades profissionais, sendo condenadas a ficarem eternamente na mesma posição? A verdade é que a maioria dos profissionais não dá importância à gestão da sua carreira, algo vital para o seu próprio crescimento e sucesso profissional. Isso pode ser percebido por meio de vários indicadores:

- Nunca leram um único livro sobre o assunto. Se têm algum conhecimento, ele é superficial e de almanaque.
- Não compreendem o valor da visibilidade para o sucesso de suas carreiras profissionais.

NÃO DAR VISIBILIDADE AO SEU TALENTO 63

- Não tiram proveito das oportunidades que surgem ao longo de suas carreiras a fim de se tornarem mais visíveis.

- Quando se apresentam em público, dentro ou fora de sua empresa, não despertam a atenção de seus interlocutores. Apresentam-se com uma postura e linguagem totalmente inadequada.

- Confundem visibilidade excessiva e enganosa com a verdadeira visibilidade — autêntica, honesta, transparente e verdadeira.

Enquanto escrevia este livro, recordei-me de um caso específico que ilustra de maneira irrefutável a minha argumentação e serve de exemplo para todos os meus leitores. Um executivo que aconselhei trabalhava em uma empresa multinacional do setor químico e durante muito tempo se empenhou arduamente para conquistar um determinado cargo de gestão, até que a oportunidade tão desejada finalmente surgiu. Foi convidado pela diretoria de recursos humanos para participar da seleção para a posição e fez todo o processo seletivo, concorrendo com cinco outros candidatos, sendo dois deles profissionais do mercado. Ele estava confiante e certo de que tinha todas as habilidades e competências necessárias para o exercício daquela posição. No entanto, o inesperado aconteceu: foi preterido por um colega mais jovem e menos experiente.

Indignado e decepcionado com o ocorrido, ele solicitou uma reunião com seu superior imediato a fim de discutir o assunto. Queria saber quais os reais motivos de ter sido preterido. Ouviu do seu chefe a seguinte resposta: "Você é um excelente profissional naquilo que faz. No entanto, o comitê responsável pelo processo seletivo não sabia nada a seu respeito. Você era um profissional invisível. O candidato escolhido era bem conhecido de todos e, além disso, mantinha um excelente relacionamento com todos."

Infelizmente esse é um acontecimento muito frequente em nossas organizações. Os profissionais que se tornam visíveis são em geral aqueles que avançam e ocupam as melhores posições. E, como sabemos, muitas vezes eles nem sempre são os melhores. Não são apenas os méritos pessoais que contam. Os relacionamentos, muitas vezes, acabam tendo um peso maior.

Como estudante de teologia, acredito que a primeira âncora da visibilidade é de natureza divina teológica. A visibilidade foi criada pelo próprio Deus quando estabeleceu todo o Universo conhecido e desconhecido a fim de que todas as criaturas se rendessem diante de sua glória e poder.

64 AS VULNERABILIDADES DE UM PROFISSIONAL

Poesia de Davi, rei de Israel, para o cantor-mor, diz: "Os céus manifestam a glória de Deus e o firmamento anuncia a obra de suas mãos. Um dia faz declaração a outro dia, e uma noite mostra sabedoria à outra noite. Sem linguagem, sem fala, ouvem-se as suas vozes" (*Salmos* 19.1–4).

Caro leitor, onde quer que você esteja, contemple uma alvorada ou pôr do sol alaranjado, uma noite estrelada ou a lua cheia, o movimento das ondas do mar arrebentando nos rochedos, a beleza de um raio rasgando os céus no meio de uma grande tempestade ou o estampido de um trovão. Logo você terá de admitir a existência de um Ser que é muito maior do que o próprio Universo.

Nessa mesma linha de raciocínio, Cristo, Seu legítimo filho, cristalizou ainda mais a importância da visibilidade do homem quando disse em seu célebre *Sermão da Montanha*: "Vós sois o sal da terra, vós sois a luz do mundo" (*Evangelho Segundo São Mateus* 5.13–14). Portanto, é imperativo que a vossa luz, originária da luz divina, resplandeça diante dos homens. Em outras palavras: Deus é o Sol do Universo, Aquele que faz resplandecer a Sua luz sobre todos nós — e nós somos o Planeta Terra que reflete a sua luminosidade. Sem a sua luz, certamente nós não existiríamos. São Paulo, o maior apóstolo da cristandade, em Carta endereçada aos Coríntios, disse-lhes: "Vós sois a nossa carta, escrita em nossos corações, conhecida e lida por todos os homens" (*Segunda Carta aos Coríntios* 3.2).

Paulo, a fim de fortalecer na mente e coração de Tito, um de seus mais valiosos alunos, o conceito da visibilidade, instruiu-o com as seguintes recomendações: "Em tudo te dá, por exemplo, de boas obras, linguagem sã e irrepreensível, para que o adversário se envergonhe não tendo nenhum mal que dizer de vós" (*Carta de São Paulo Apóstolo a Tito* 2.7–8).

A segunda âncora da visibilidade é de natureza sociológica e organizacional. Eis os motivos:

- O trabalho, por si só, não é capaz de alçar os profissionais a voos mais altos, à conquista de novas promoções, a aumentos salariais, a posições de liderança e ao reconhecimento, quer interna ou externamente.
- Num mercado de trabalho cada dia mais competitivo, a visibilidade é um fator que explica a diferença entre profissionais meramente competentes e outros que ascendem rapidamente ao topo da carreira, ganham milhões de dólares e aparecem com grande frequência na mídia.

NÃO DAR VISIBILIDADE AO SEU TALENTO 65

- A visibilidade é atualmente encorajada e aceita com naturalidade e vista como uma necessidade da sociedade pós-industrial e dominada pela tecnologia do conhecimento e da informação instantânea.
- Aqueles profissionais que têm medo de se tornarem visíveis no mercado permanecerão totalmente desconhecidos de suas organizações e do mercado em geral. Consequentemente, permanecerão na obscuridade e terão suas cadeiras reservadas apenas nos porões de suas organizações. Por isso a recomendação: "Mantenham-se no radar da alta administração. Apareçam. Tornem-se visíveis ao mundo."
- Profissionais de alta visibilidade se tornam referências em nível local e global. Vejam alguns exemplos: Abílio Diniz, Jorge Paulo Lemann, Jack Welch, Papa Francisco, Warren Buffett e Bill Gates, entre tantas outras figuras ilustres da sociedade contemporânea.
- Se o leitor tem conhecimento de História Geral, certamente sabe que os grandes imperadores e generais, sempre que saíam para as guerras, levavam seus historiadores para que escrevessem sobre suas conquistas e vitórias. O mais eloquente exemplo desse fato histórico foi Alexandre, o Grande.
- Se você não se tornar visível, seu concorrente roubará a cena apenas para si mesmo, independentemente de seu talento, preparo e qualificações.

Eu, particularmente, nunca desperdicei ao longo de minha vida, desde o meu curso primário, pelo menos conscientemente, uma oportunidade de tornar-me visível. Sempre quis andar no pelotão da frente — na escola, no escotismo, na igreja, na faculdade. Ainda hoje persigo com determinação esse objetivo. Nada me gratifica mais do que ter milhares de pessoas ao redor do mundo que leem semanalmente os meus artigos, veem os meus vídeos e buscam meus ensinamentos no site de minha consultoria.

É imprescindível criar uma marca pessoal distinta, diferenciada e única. Isso exige criatividade, autoconhecimento, trabalho duro e estratégias bem definidas. Aqueles que não forem capazes de construir essa marca morrerão no anonimato. Acredito que esse é o único lugar do mundo onde você não desejará estar em sua carreira. Não se deixe influenciar pelas vozes estranhas que sussurram em seus ouvidos e dizem não ser necessário se tornar visível em sua organização para avançar na carreira. Elas advêm de um mundo que não existe mais. Querem lhe arrastar para os porões do anonimato, da ignorância programada e da mais completa escuridão. Prefira seguir a orientação de Cristo: "Assim brilhe a vossa luz diante dos homens para que vejam as vossas boas obras."

É nossa responsabilidade e dever deixar uma marca no mundo que possa ser lembrada pelas gerações futuras. A bem da verdade, no futuro, Deus vai lhe perguntar sobre o legado que você deixou na Terra. O que você terá para dizer?

Gostaria agora de lhe mostrar como superar esse receio às dificuldades para dar maior visibilidade ao seu talento e à sua carreira. Isso exigirá de você uma mudança de postura, o que não é algo tão simples assim, principalmente se passou toda a vida seguindo sempre o mesmo script. Mas é possível virar esse jogo e com isso alavancar a sua vida profissional.

- **Avalie as suas reais qualificações e talentos profissionais.**
  Tenho visto muitos profissionais derraparem em suas carreiras porque não observam esse princípio com critério, responsabilidade, realismo e honestidade. Tentam passar uma mensagem que não é condizente com o seu verdadeiro perfil. Nesse caso, mentem não apenas para eles mesmos, mas também para toda a sociedade. E, como sabemos, muitas vezes a sociedade é implacável e jamais os perdoa.

  Um dos melhores exemplos é o caso do empresário brasileiro Eike Batista que dizia para todos aqueles que o quisessem ouvir e acreditavam em suas palavras: "O senhor Carlos Slim (homem mais rico do mundo na ocasião, segundo a revista Forbes) terá que inventar um novo carro de corrida para me alcançar" ou então "O meu objetivo é desbancar o Bill Gates em cinco anos. O Brasil tem de ser o número 1".

  Sempre que estou diante de profissionais que se valorizam além do seu real valor, costumo lembrá-los das palavras de Giulio Mazzarino (1602–1661), cardeal e tutor do príncipe Luís (futuro Luís XIV): "Verifique se és provido de talentos naturais, suficientes para a execução dos empreendimentos ou imagem a que te propões construir por meio de sua visibilidade."

- **Não exagere em sua visibilidade.**
Quem cai nesse erro pode se tornar uma espécie de "mosca de padaria" ou "arroz de festa". Faz muito barulho, ronda todo mundo, mas na prática realiza pouco ou quase nada. Nesse sentido, vale registrar o conselho do padre jesuíta e filósofo Baltasar Gracián (1601–1658), que advertia: "Nunca exagere, pois exageros são desperdícios da estima e demonstram limitação de conhecimento e de bom gosto. Elogios suscitam viva curiosidade, atiçam o desejo; e depois, se o valor não corresponde ao desejo — como geralmente acontece –, volta-se a esperança desiludida contra o engodo e se vinga pelo menosprezo do celebrado."

  Um grande número de profissionais é contratado a peso de ouro em razão de uma imagem que muitas vezes não corresponde à verdade. Foi o caso, por exemplo, de um ex-CEO da Philips do Brasil, que, após assumir a sua nova posição, alardeou em uma de suas primeiras entrevistas que tinha sido contratado no exterior a peso de ouro para empreender mudanças radicais e profundas na referida organização. Depois de cometer inúmeros erros que abalaram a imagem da empresa no mercado nacional, foi demitido e desapareceu do cenário empresarial.

- **Cuide de sua apresentação diante das pessoas, pois uma única ação, gesto, palavra ou pensamento inapropriado poderá trazer enormes prejuízos para sua imagem.**
Quantas vezes, nas organizações, profissionais de visibilidade indiscutível perdem os seus postos simplesmente porque não tomam esses cuidados básicos. Falam o que pensam e agem sem cautela como se não existissem consequências para tantas irresponsabilidades.

- **Adicione à sua visibilidade virtudes como verdade, autenticidade, respeitabilidade, credibilidade, autoestima, autoconfiança, bom--humor, alegria, autossatisfação, respeito ao seu próximo, conhecimento e sabedoria.**
A sabedoria, aliás, é um dos requisitos mais importantes da vida, independentemente de sua posição em uma determinada corporação, status social, poder e nível de riqueza material. Salomão, estadista e intelectual judeu, em um de seus provérbios exorta: "Adquire a sabedoria… a sabedoria é a coisa principal; adquire, pois, a sabedoria;

sim, com tudo o que possuis, adquire o conhecimento. Exalta-a, e ela te exaltará; e, abraçando-a tu, ela te exaltará. Dará à tua cabeça um diamante de graça, e uma coroa de glória te entregará" *(Livro dos Provérbios de Salomão 4.7–9).*

No Livro Sagrado, a Bíblia, encontramos inúmeros exemplos de figuras que ascenderam do nada, absolutamente do nada, a altas posições, simplesmente porque observaram essa recomendação. Moisés, por exemplo, foi enviado ao todo poderoso Faraó do Egito a fim de libertar o povo judeu do cativeiro e conduzi-lo durante 40 anos no deserto. Já José, também conhecido como "José do Egito", ascendeu à posição de governador daquele país após ser vendido pelos irmãos como escravo. Caro leitor, existem exemplos e mais exemplos de homens que ascenderam ao topo de suas carreiras simplesmente porque observaram atentamente o princípio aqui referido. Portanto, não despreze o conhecimento e a sabedoria.

- **Cultive uma conduta ilibada ao longo de sua carreira.**
  Não minta sobre realizações que nunca conquistou, cursos que nunca fez, posições que nunca ocupou, viagens que jamais empreendeu. Aqui vale citar as palavras do filósofo grego Aristóteles: "O sábio nunca diz tudo o que pensa, mas pensa sempre tudo o que diz."

- **Lembre-se, todas as vezes que você sair de casa para o trabalho, as pessoas que você encontra em seu caminho ou com as quais trabalha estão observando-o e avaliando-o também.**
  As pessoas têm o hábito de observar e avaliar sua maneira de se vestir, de andar, de falar, de responder, de se relacionar com o seu próximo, de conduzir em uma reunião, de fazer uma apresentação, de empreender uma avaliação, de executar o seu trabalho, de tratar os seus stakeholders. Se você é um daqueles profissionais que diz estar se lixando para o que os outros estão pensando ou falando sobre você, pare e reflita. Amanhã você poderá se culpar amargamente por essa postura.

  Nestes tempos de Big Brother, onde você é observado o tempo todo, é preciso muito cuidado na maneira como você se conduz em sua casa, no seu ambiente de trabalho, no clube, na igreja, na convenção anual de sua empresa ou quando dirige uma simples palavra a membros da alta administração. Já realizei centenas de trabalhos para profissionais que foram demitidos por razões aparentemente simples, porém consideradas desrespeitosas, agressivas e intoleráveis para seus superiores. Certa vez aconselhei o diretor de uma importante empresa multinacional norte-americana que foi demitido porque usou o computador da organização para visitar sites pornográficos quando viajava ao exterior. Esse executivo era considerado um high potencial e estava sendo preparado para ocupar em um futuro próximo a posição de gerente-geral no Brasil. Ele estava no auge de sua promissora carreira e manchou a sua reputação perante toda a organização no Brasil e no exterior também.

- **Abrace e defenda com paixão uma causa que beneficie a sociedade como um todo.**
O Brasil é um país carente de tudo — educação, saúde, cidadania e recursos dos mais diversos níveis. A cada ano nossa classificação em relação aos outros países nos deixa mais vulneráveis. O leque de causas a militar é cada dia mais amplo. Escolha uma causa que tenha afinidade com sua área de conhecimento e com o seu perfil vocacional. Sua contribuição será mais efetiva e sua motivação mais consistente. Sendo assim, você terá influência e conquistará atenção das pessoas para movê-las em favor de seus objetivos.

- **Trabalhe com inteligência, sabedoria e empenho a fim de produzir resultados excepcionais.**
  - ○ Seja conhecido como aquele que abraça para si as responsabilidades.
  - ○ Tenha domínio de uma matéria ou área de expertise.
  - ○ Realize o seu trabalho visando a colaboração dos outros e a distribuição do prestígio alcançado.
  - ○ Comemore cada vitória conquistada.
  - ○ Divulgue seus méritos e também a contribuição de todos aqueles que lhe ajudaram a alcançar os objetivos.

- **Apresente-se sempre com elegância e distinção.**
Observo diariamente a maneira como muitos profissionais se vestem. Faz parte do meu trabalho como consultor de carreira. Infelizmente constato muitas vezes que inúmeros deles não sabem se vestir ade-

quadamente e com elegância para o sucesso. A sensação que tenho nesses momentos é a de que abrem a porta do guarda-roupa ao acordar e vestem o que encontram pela frente, sem se preocupar com a harmonização. E, nessas condições, eles vão para o trabalho, para uma reunião com clientes, fornecedores ou até mesmo com autoridades governamentais. Dessa forma, deixam uma péssima imagem pessoal.

É fato que a roupa não faz o caráter de um profissional, mas diz muito a seu respeito. Além disso, cada um de nós tem apenas sete segundos para causar uma primeira boa impressão. Certa vez, conversando com um diretor de uma grande organização global em processo de transição de carreira, ouvi dele o seguinte comentário: "Minha esposa iria adorar ouvir o que você está me dizendo agora sobre esse assunto. Todos os dias ela diz que eu preciso investir mais na minha apresentação pessoal." Diante disso, só me restou dizer: "Bendita seja a mulher que atenta para a importância do vestuário de seu marido."

Se você deseja verdadeiramente ganhar mais visibilidade em sua organização e se posicionar como um profissional de sucesso, cuide da sua imagem. Nunca vá para o trabalho malvestido, ou com a barba por fazer, ou ainda com as unhas grandes. São detalhes que fazem uma grande diferença na sua apresentação pessoal.

Comprometa-se a investir em sua visibilidade com autenticidade, autoconfiança e sabedoria. Para isso, você precisa fazer mais do que comumente faz. Eis algumas sugestões que irão ajudá-lo a sair do quase anonimato, se posicionar diante de vários temas e ainda ganhar o respeito dos colegas e dos líderes da sua empresa:

- Crie um blog para divulgar suas ideias, discutir assuntos relevantes em sua área de trabalho e partilhar seus conhecimentos com aquelas pessoas que estão ávidas por novos saberes.
- Escreva artigos sobre assuntos que domina e procure publicá-los em jornais e revistas de negócios ou especializadas. Muitos profissionais temem escrever porque não sabem pensar com independência e espírito crítico, não leem nada ou quase nada e temem ser criticados.

NÃO DAR VISIBILIDADE AO SEU TALENTO

- Dê aulas em uma faculdade sobre o assunto que domina. Você deve saber que o país necessita de professores preparados, atualizados e que dominam a arte de ensinar.

- Ofereça-se em sua organização para participar de projetos complexos e que representem grandes desafios. Sei por experiência e estudo de biografias de grandes executivos que essa foi uma das estratégias da qual eles se valeram para ganhar mais visibilidade e serem reconhecidos como competentes e valiosos.

- Fortaleça seu relacionamento com o seu superior imediato e esteja sempre bem preparado para discutir qualquer assunto em sua área, diretoria ou organização. Permaneça sempre antenado e atualizado. Não tenha medo de procurá-lo para conversar sobre assuntos relevantes sobre seu trabalho, sobre novas ideias de melhoria que você teve ou solicitar conselhos sobre como você poderá contribuir mais para a organização e acelerar sua carreira. Nesse relacionamento, observe a seguinte regra: "Mantenha-se suficientemente perto dele para não congelar e suficientemente distante para não se queimar."

- Convide pessoas de outras áreas, de preferência de nível superior ao seu, para almoçar com você. Nunca caia no erro de almoçar ou se confraternizar apenas com aquelas pessoas das quais gosta e que lhe deixam em posição de conforto. Quanto maior e mais diversificada for a sua rede de relacionamento, melhor para você e para sua carreira. As amizades que cultivamos ao longo de nossas vidas e carreiras são de extrema importância. Elas são tão importantes como o ar que respiramos, o alimento que mata nossa fome, a água que bebemos e o banho que tomamos todas as manhãs.

- Sempre que oportuno e relevante, ofereça-se para fazer uma palestra ou conferência, moderar uma reunião ou debate. Ou dar uma entrevista para uma emissora de rádio, canal de televisão, jornal ou revista de negócios.

- Dê opiniões e faça comentários moderados e com linguagem elegante nas diversas redes sociais: Facebook, LinkedIn, Twitter, entre outros, para se referir a assuntos de interesse do grupo. Sua contribuição terá repercussão e aquilo que os outros dirão a seu respeito causará mais impacto do que você diz a respeito de si mesmo.

- Cause a impressão certa sempre que emitir uma opinião. Além de elegante com as palavras, você deve ser consistente e objetivo em sua comunicação. Absolutamente em todas as ocasiões sociais você poderá ser avaliado e apreciado, ou não. Faça com que as pessoas sintam que vale a pena ouvi-lo.

Caro leitor, espero que observe essas sugestões e orientações com atenção e a mente aberta a fim de assimilá-las e orientá-las. Lembre-se que é sua obrigação mostrar ao mundo as suas boas obras.

Capítulo 7

NÃO BUSCAR O EQUILÍBRIO

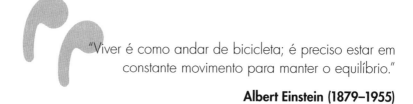

"Viver é como andar de bicicleta; é preciso estar em constante movimento para manter o equilíbrio."

Albert Einstein (1879–1955)

Certa ocasião, indagaram à Sua Santidade, o 14º Dalai Lama, monge budista tibetano, mundialmente conhecido pelo trabalho em defesa de seu país, sobre o que mais o surpreendia no *modus vivendi* do homem moderno. Ao que ele respondeu com grande e inequívoca sabedoria: "Os homens me surpreendem... Os homens perdem a saúde para ganhar e acumular dinheiro, depois perdem todo o dinheiro que acumularam para recuperar a saúde; e por pensarem e viverem ansiosamente no futuro, esquecem o presente de tal forma que acabam por não viver o presente, e muito menos o futuro; e vivem como se nunca fossem morrer, e morrem como se nunca tivessem vivido. Então, busquemos o equilíbrio, a harmonia!"

Esse comentário nos remete à discussão da sétima vulnerabilidade do profissional, que pode comprometer a nossa vida pessoal e familiar e a carreira — a falta de equilíbrio e sincronicidade nas diferentes esferas da vida: física, mental, intelectual, psicoemocional, social, espiritual, familiar e profissional.

Há inúmeras fontes geradoras desse desequilíbrio. Eis as mais recorrentes:

- O homem moderno se transformou em uma mercadoria. Nos últimos anos ouvimos com frequência gurus do mercado dizerem frases como "você é um produto como qualquer outro que é exposto e vendido no mercado"; ou então "gerencie a si mesmo como um negócio". Esses conceitos mostram que o ser humano moderno está alienado de si mesmo, de seus semelhantes e da natureza. Seu objetivo principal é a troca lucrativa de suas habilidades, de seu conhecimento e de si mesmo e de seu "pacote de personalidade" com outros que procuram igualmente uma troca equitativa e lucrativa. A vida não tem objetivo, salvo o de ir em frente; nenhuma satisfação verdadeira, a não ser consumir, como observou Erick Fromm.

- A pressão de determinadas organizações por resultados a qualquer preço que transforma homens e mulheres em verdadeiros robôs. Muitos de seus líderes não esboçam qualquer tipo de sentimento de humanidade. Eles não têm alma e, muito menos, compaixão e amor pelo próximo. Enxergam apenas os cifrões que são capazes de gerar. Recentemente, fui procurado por uma diretora de recursos humanos de um importante grupo nacional, cuja experiência ilustra de maneira inequívoca essa realidade. Ela perdera seus pais quase que simultaneamente para cânceres devastadores. Logo a seguir, descobriu que tinha câncer em uma das mamas também. Após o diagnóstico, foi operada imediatamente, visto que sua doença era extremamente agressiva. Ela ainda estava fazendo quimioterapia quando voltou à empresa para retomar às suas atividades. Semanas após sua volta, foi chamada pelo diretor-geral que a demitiu sumariamente e sem nenhuma justificativa razoável e convincente.

- Anteriormente, assessorei um executivo de importante empresa multinacional em sua transição de carreira. Durante o período em que esteve sob nossa orientação, foi convidado por um grande laboratório nacional, um dos maiores do país, para uma entrevista com o seu presidente e proprietário. Naquela ocasião, o presidente pediu para que ele discorresse sobre sua carreira. Em seguida interrompeu o entrevistado e disse: "Tudo isso que você diz ter empreendido ao longo de sua carreira não tem nenhum valor para mim e muito menos para minha organização. Quero saber de você, o seguinte: Se for necessário você pisar na cabeça das pessoas, de seus colegas, para alavancar os nossos negócios, você tem coragem e estômago para fazê-lo?" O candidato não titubeou e respondeu sumariamente: "Não. Não é de meu caráter tal comportamento. Se for necessário agir em sua organização dessa maneira, não tenho nenhum interesse em trabalhar nela. Muito obrigado pela oportunidade." Nesse instante, ele se levantou e foi embora com a sensação de que estivera na presença de um psicopata "bem-sucedido".

- Muitos profissionais acreditam que o trabalho é tudo o que existe na vida. Ledo engano. É bom e recomendável que todos se esforcem diariamente para melhorar o seu desempenho a fim de avançar em suas carreiras pelos méritos pessoais. No entanto, isso não significa que tenham que se autodestruírem como muitos fazem. Os cemitérios estão cheios desses profissionais que confundiram as suas vidas com o trabalho que empreendiam em suas organizações. Tenho conversado com um número enorme de executivos sobre a importância do equilíbrio ao longo da carreira executiva, porém sempre escuto o mesmo surrado discurso: "É muito difícil viver o tipo de vida que você sugere." Reconheço a dificuldade que muitos profissionais têm em empreender uma vida relativamente sincronizada diante das pesadas cargas de trabalho. No entanto, isso não deve ser usado como argumento para que não se empenhem em tal projeto de vida.

- Tenho especial apreço pelas palavras de Salomão, sábio e estadista judeu, quando disse: "Tudo tem o seu tempo determinado, e há tempo para todo o propósito debaixo do céu." Sim, se há tempo para todo o propósito debaixo do céu, por que dizemos que não temos tempo para nós mesmos, para nossas famílias e os nossos amigos? É triste, muito triste, ver como muitos executivos dedicam tantas horas ao trabalho — 12 a 18 horas por dia -, esquecendo de si mesmos, dos próprios filhos e de suas esposas. Será que é de admirar que tantos jovens apelem nos dias atuais para as drogas, álcool e todo tipo de hábitos nocivos — muitas vezes com pouquíssima idade? Será que causa surpresa vê-los abandonando os estudos? Em absoluto — eles sentem que ninguém se importa se fazem isso ou não. Será que causa surpresa o número de divórcios nos dias atuais? Em absoluto — nenhuma mulher hoje está disposta a viver e a ter uma vida secundária. Ela deseja andar também no assento da frente de seu automóvel.

- A maioria dos profissionais não sabe gerenciar o seu tempo com sabedoria. Além disso, acreditam que somente eles podem fazer determinados trabalhos. Por essa razão, não delegam, não ensinam e não educam os seus subordinados. Consequentemente, permanecem muitas vezes longas horas no trabalho reclamando que não podem contar com pessoas preparadas para ajudá-los e se sentem sozinhos.

- É sabido que muitos profissionais se sentem sozinhos quando chegam no topo da pirâmide. Bem, isso depende do quanto apreciaram a camaradagem de seus colaboradores diretos e a conversa com clientes. Sobraram amigos no caminho de sua jornada para o topo? Confesso que não entendo a mentalidade de alguns desses superexecutivos; com o ego inflado e cegos pelo poder, lamentando-se da solidão como se isso devesse ser admirado; um sacrifício pelo bem-estar de sua família e da humanidade. Não me impressiono com esse tipo de executivos e espero que você os considere tão desinteressantes quanto eu. Prefiro homens capazes de conversar de maneira inteligente e culta sobre qualquer assunto, que conte os amigos nos dedos das mãos e dos pés, que conserve o corpo e a cabeça em boa forma e cujo mantra seja moderação em todos os aspectos controláveis da vida, como observou G. Kingsley Ward em *Letters of a Businessman to his son*, de 1985.

Escuto quase que diariamente relatos de profissionais que experimentaram consequências danosas em virtude de seu desequilíbrio pessoal nas diferentes dimensões da vida. Essas consequências variam em sua natureza e grau como estresse que gera cansaço constante, insônia, conflitos desnecessários e transtornos alimentares; depressão que gera medo, sentimento de tristeza profunda, sensação de irritabilidade e tensão ou agitação; relação matrimonial conflituosa; filhos problemáticos; doenças como gastrite, úlcera, acidentes vasculares cerebrais, cardiopatias, etc.; relacionamento conflituoso no trabalho com subordinados, pares e superiores imediatos; perda da motivação e do verdadeiro significado do trabalho; afastamento do trabalho, muitas vezes por períodos prolongados; má administração do tempo; e descarrilamento ou mesmo a morte prematura da própria carreira.

Conheci um executivo da área financeira que trabalhava em uma importante multinacional europeia. Era um profissional altamente respeitado no mercado, competente e comprometido com o seu trabalho a ponto de sacrificar sua vida pessoal. Em uma manhã de segunda-feira, quando se preparava para sair de casa para o trabalho, sofreu um acidente vascular cerebral, popularmente chamado de derrame, que o deixou em estado de coma por vários meses até o seu derradeiro e último dia de vida. Ele nunca mais voltou para o trabalho e para a empresa a qual tanto dedicou a sua vida.

Outro executivo que mantive relacionamento profissional trabalhou durante muitos anos na área da Tecnologia da Informação de uma multinacional europeia. Profissional inteligente e de mente brilhante, engajado em suas atividades a ponto de relegar o cuidado de si mesmo. Os sinais de que estava sob demasiada pressão estavam em toda a parte: tomava café excessivamente, trabalhava até 16 horas por dia, empreendia viagens intensivas e, muitas vezes, levava trabalho para fazer em casa nos finais de semana, o que deixava sua família extremamente frustrada e irritada. Seu empenho no trabalho era excessivamente rigoroso e o deixava sem tempo para si mesmo, anulando os outros interesses da vida. Envolvido de maneira tão intensa em seu trabalho, deixou de perceber que a sua saúde estava cada dia ficando mais precária. Ele se tornou um profissional de humor instável, irritadiço, prepotente e de difícil relacionamento com o seu superior imediato. Tornou-se uma pessoa intransigente e desagradável até mesmo para ele próprio.

Naquele instante de total vulnerabilidade pessoal e profissional, foi tomado de grave depressão que o afastou do trabalho por vários meses. Ao retornar, foi demitido. Um verdadeiro choque para quem se considerava insubstituível no trabalho.

Talvez você, caro leitor, não se enquadre nesses exemplos tão dramáticos, mas pode estar sem perceber caminhando a passos largos para uma vida tão ou mais conturbada. Mude esse jogo agora. Há outras coisas na vida mais importantes que o trabalho, como educar os filhos, viajar, estudar, ler bons livros, ir a um bom restaurante com a família, apreciar o pôr do sol, etc. Não renuncie a isso. Caso contrário, a vida poderá renunciar a você. Não vale a pena.

A vida moderna e as exigências do ambiente de trabalho nos impõem vários desafios diariamente e, na maioria das vezes, nos deixam extremamente vulneráveis. Algumas organizações nos deixam literalmente doentes ou mortos. Cabe a você escolher o que deseja para sua vida. Caso você queira viver uma vida sadia, feliz e longa, é de fundamental importância que fique atento à importância do equilíbrio — "nem tanto à terra e nem tanto ao mar" –, como ensina a sabedoria milenar humana.

Contribuir para a sua própria autodestruição ou aceitar a escravidão e o jugo impostos por quem quer que seja, é simplesmente lastimável e o tornará uma espécie de morto-vivo. Afinal, ninguém deveria aceitar um estilo de vida contrário à própria natureza do homem. A vida é o seu bem mais valioso. Portanto, cuide dos fundamentos que a sustentam — saúde física, mental, psicoemocional, social, espiritual, profissional e familiar. Esse equilíbrio nos protege e salva durante os terremotos que a vida muitas vezes nos impõe.

À medida que envelheço e acumulo mais experiências, tenho mais convicção de que não importa quão preparada a pessoa pensa estar para grande parte dos problemas da vida. Sempre existirá uma nova tormenta esperando em algum lugar. Se — e somente se — você estiver física, mental, psicoemocional, espiritual e familiarmente amparado, pode enfrentá-la de maneira corajosa, segura e digna.

80 AS VULNERABILIDADES DE UM PROFISSIONAL

Há um famoso discurso de Bryan Dyson, ex-CEO da Coca-Cola Enterprises Inc., no período de 1986–1991, que trata sobre a importância do equilíbrio nas diferentes dimensões da vida. As palavras pronunciadas durante aquele discurso continuam atuais e devem merecer cotidianamente a nossa reflexão se desejamos cultivar uma vida sadia, feliz e abundante. Disse ele:

*"Imagine a vida como um jogo em que você esteja fazendo malabarismos com cinco bolas no ar. Estas são: seu **Trabalho**, sua **Família**, sua **Saúde**, seus **Amigos** e sua **Vida Espiritual**, e você tem de mantê-las todas no ar.*

*Logo você perceberá que o **Trabalho** é como uma bola de borracha. Se soltá-la, ela rebate e volta.*

*Mas as outras quatro bolas, **Família**, **Saúde**, **Amigos** e **Espírito** são tão frágeis como os mais valiosos cristais. Se você soltar qualquer uma dessas, ela ficará irremediavelmente trincada, marcada com riscos ou mesmo quebradas. Isto é, nunca mais ela será a mesma.*

Por isso, trabalhe de forma eficaz nas horas normais de trabalho, mas, nas demais, dê o tempo necessário para o mais importante: a família, os amigos e você. Relacione-se com quem gosta, exercite-se, coma e descanse adequadamente. E, acima de tudo, cresça na vida espiritual, a mais importante, porque é eterna."

Eu acrescentaria ainda as seguintes recomendações: leia bons livros, viaje e conheça lugares diferentes, amplie sua rede de amigos, escute boas músicas, converse com pessoas cultas e inteligentes, diversifique as suas atividades extracurriculares, tire férias conjugais, cultive hobbies e não se esqueça de dedicar um tempo privativo e exclusivo apenas para você mesmo.

A vida não é um ensaio: ela é real, é a própria vida em si. Se quisermos aproveitá-la, temos de fazê-lo hoje, e não amanhã, tampouco em algum momento de um futuro distante. Temos de perguntar a nós mesmos o que realmente queremos. Queremos a vida integralmente ou uma vida adiada que nunca se concretizará?

Como você gostaria que a sua família, seus amigos e colegas de trabalho contassem a sua história? Como um profissional que conduziu sua vida de maneira sábia ou desleixada? Por mim, prefiro a primeira alternativa. E você?

Capítulo 8

TER MEDO DE FALAR EM PÚBLICO

"Você pode ter ideias brilhantes, mas, se não conseguir levá-las a cabo, elas não o levarão a lugar nenhum."

Lee Iacocca (1924–2019)
Ex-CEO da Chrysler Corporation

Vivemos em um período da história humana de inegáveis oportunidades e desafios. Somos uma geração verdadeiramente privilegiada, apesar dos inúmeros problemas que nos cercam. Essa é uma época predominantemente dominada pelo conhecimento em todos os campos da sabedoria humana, pela explosão da ciência em suas mais variadas fronteiras, pela comunicação global e pela interconectividade. Estamos todos ligados em tempo real.

Qualquer pessoa, em qualquer parte do planeta — de um pequeno povoado distante e obscuro a uma grande metrópole do primeiro mundo; e em qualquer idioma ou idade cronológica — pode verbalizar sua opinião na rede mundial de computadores acerca de qualquer assunto de seu interesse como o aquecimento do planeta, a corrupção governamental, o aborto, o desmatamento das florestas ou a matança indiscriminada das baleias. Em um passado recente, todas essas questões eram discutidas em círculos restritos e com a participação de alguns poucos privilegiados.

É interessante observar que, a despeito de todos os avanços, conquistas e poderio da comunicação moderna, ainda exista em nossos dias um extraordinário contingente de indivíduos que têm verdadeiro pavor de falar em público. E essa é uma realidade que atinge um grande e significativo número de profissionais em nossas organizações.

Uma pesquisa de opinião, conduzida em 2001 pelo Instituto Gallup nos Estados Unidos, revelou que 40% dos respondentes afirmaram que seu maior medo era justamente falar em público. Esse pavor só foi superado na pesquisa pelo medo de cobra, citado por 51% deles. Em pesquisa posterior, no ano de 2005, esse número, em vez de diminuir, aumentou: 42% das pessoas disseram ficar apavorados com a possibilidade de falar em público. Somente 28% afirmaram ter medo da morte.

84 AS VULNERABILIDADES DE UM PROFISSIONAL

Em outro estudo sobre o mesmo tema conduzido pelo mesmo instituto, pesquisadores se concentraram especificamente em assuntos sociais, solicitando que os participantes da pesquisa, mais de 9 mil, indicassem quais eram os seus maiores medos.

Eis pela ordem de mais votados os resultados obtidos:

- 1º — Falar em público.
- 2º — Manifestar-se em uma reunião ou sala de aula.
- 3º — Conhecer novas pessoas.
- 4° — Conversar com pessoas de níveis hierárquicos mais elevados.
- 5° — Enfrentar uma prova ou entrevista importante.
- 6° — Participar de encontros sociais ou festas.
- 7º — Conversar com estranhos (Stephen E. Lucas, *A Arte de Falar em Público*, 2012).

Dale Carnegie (1888–1955), professor e escritor mundialmente conhecido pelo seu renomado trabalho e livros publicados, relata uma experiência que ilustra o pavor que as pessoas têm de falar em público, não importa o tamanho da plateia e a natureza de sua fala: "Quando me pedem que me ponha de pé e fale, sinto-me tão embaraçado e tão aterrorizado que não consigo pensar com clareza, não consigo me concentrar, não consigo me lembrar do que pretendia dizer."

Marco Túlio Cícero (106–43 a.C.), filósofo, estadista, escritor e um dos mais famosos oradores romanos, muitos séculos antes de Carnegie, confessou também sua fragilidade psicoemocional ao falar em público: "Empalideço na abertura de um discurso, e na alma e em todos os meus membros estremeço" (Cícero, *On the Ideal Orator*).

Com base em minha experiência profissional como consultor de carreiras, posso afirmar com toda segurança que o medo de falar em público é prevalente no seio das organizações e do mundo executivo. São poucos os profissionais que têm coragem de se expor em público pelos mais variados motivos. Entre os medos destaco os seguintes:

- **Parcial ou completo desconhecimento do assunto sobre o qual são solicitados a falar ou discursar.** Sobre esse ponto, vale lembrar a observação feita há 2.500 anos pelo estadista grego Péricles: "Quem forma um julgamento sobre qualquer questão, mas não consegue explicá-la claramente em público, pode muito bem nunca ter refletido de maneira alguma sobre o assunto" (Richard Whately (1787–1863) *Elements of Rhetoric*).

- **Medo de possíveis críticas que eventualmente possam arranhar ou manchar sua reputação.** Se um profissional deseja evitar a crítica, é melhor mesmo que não faça nada. Mas isso tem um preço: há um grande risco dele passar sua carreira toda sem se destacar, tendo uma trajetória medíocre porque sempre preferiu ficar escondido nas sombras. Gosto muito das palavras de Norman Vincent Peale (1898–1993), pastor protestante norte-americano, escritor consagrado após a publicação de seu livro *O Poder do Pensamento Positivo*: "O mal de quase todos nós é que preferimos ser arruinados pelo elogio a ser salvos pela crítica."

- **O puro e simples medo de falar em público.** O contingente de profissionais que têm medo de falar em público é verdadeiramente enorme. Com grande frequência ouço profissionais experientes dizerem que fazem de tudo para não falar ou discursar em público, mesmo tendo participado de cursos e treinamentos promovidos por suas organizações sobre o tema. Esse é um tipo de atitude e comportamento que torna muitos profissionais vulneráveis e que obstruem inúmeras carreiras aparentemente promissoras.

Tenho uma postura clara em relação à importância de saber falar bem em público. Nenhum profissional deve ser promovido a posições relevantes em suas respectivas organizações se eles não tiverem o domínio da retórica — habilidades técnicas e de comunicação verbal realmente eficientes como objetividade, clareza, simplicidade, conteúdo diferenciado e domínio sobre o assunto, entre outras exigências.

Caro leitor, saiba que o medo de falar em público é uma das mais graves vulnerabilidades de um profissional que ambiciona uma carreira de sucesso nos dias atuais. Se você examinar a história desde a mais remota época, perceberá que essa é uma competência que sobrepuja todas as demais.

Desde os tempos mais antigos da civilização humana até os nossos dias, muitos indivíduos difundiram suas ideias, causas, projetos, ideologias, filosofias e crenças por meio do discurso oral e escrito. Veja alguns desses indivíduos:

- **Billy Graham (1918–2018),** evangelista da Igreja Batista norte-americana, serviu como conselheiro espiritual para mais de 10 presidentes em seu país e tornou-se uma referência mundial com os seus arrebatadores sermões desde a década de 1950. Quem teve a oportunidade de ouvi-lo ou de ler os seus sermões, dificilmente esquecerá algumas de suas principais afirmações como "o pecado é como o câncer: destrói pouco a pouco. Lentamente, sem que nos apercebamos de sua insidiosa presença, ele vai se alastrando até que, por fim, o diagnóstico final é pronunciado: Doente, à morte"; ou "a ansiedade é o resultado natural de centralizarmos nossas esperanças em qualquer coisa menor do que Deus e a Sua vontade para nós"; ou ainda "não existe nada de errado com homens que possuem riquezas. O errado é a riqueza possuir os homens".
- **Nelson Rolihlahla Mandela (1918–2013),** advogado, Prêmio Nobel da Paz em 1993, ex-presidente da África do Sul, saiu da prisão após 27 anos para obter o reconhecimento de seu povo e de todas as nações do mundo. Seus discursos políticos foram também arrebatadores. Eis algumas de suas ideias: "Ninguém nasce odiando outra pessoa pela cor de sua pele, por sua origem ou ainda por sua religião. Para odiar, as pessoas precisam aprender e, se podem aprender a odiar, podem ser ensinadas a amar"; ou então "Quando penso no passado, no tipo de coisas que me fizeram, sinto-me furioso, mas, mais uma vez, isso é apenas um sentimento. O cérebro sempre domina e diz-me: tens um tempo limitado de estadia na Terra e deves tentar usar esse período para transformar o teu país naquilo que desejas".
- **Barack Hussein Obama (1961),** primeiro presidente negro dos Estados, é também mundialmente conhecido pelos seus eloquentes discursos. Eis um trecho de um deles: "Podemos não ser capazes de deter todo o mal do mundo, mas eu sei que a forma como tratamos uns aos outros é inteiramente nossa. Eu acredito que, apesar de todas as nossas imperfeições, estamos cheios de decência e bondade. E que as forças que nos separam não são tão fortes como aquelas que nos unem."
- **Thomas Alva Edison (1847–1931),** um dos maiores inventores que o mundo já conheceu, declarou: "Nunca fiz nada dar certo por acidente, nem nenhuma das minhas invenções surgiu por acidente, elas vieram do meu trabalho." Em outra ocasião afirmou: "A insatisfação é a principal motivadora do progresso."

Caro leitor, sempre que leio discursos de figuras que fizeram uma grande diferença no mundo por meio de suas palavras, sermões e discursos eloquentes e bem elaborados, fico convencido de que qualquer profissional pode perder o medo e aprender a falar em público com eloquência igual ou superior a essas figuras reverenciadas. Em meu primeiro curso sobre oratória, feito em 1960, a professora Grace Stuart, missionária norte-americana, encantou a mim e toda a classe com a história do grande político e orador grego Demóstenes (384–322 a.C.), que à força de muito trabalho e perseverança superou a sua gaguez declamando poemas enquanto corria na praia contra o vento e forçando-se a falar com pedras na boca. Segundo ela, todo jovem que desejasse poderia se tornar um novo Demóstenes. Confesso que jamais esqueci a sua história. Ela permanece tão viva em minha memória como no dia em que a ouvi pela primeira vez. Todo aquele que deseja conquistar destaque em seu campo de atividade deve pensar em profundidade, ampliar os seus conhecimentos diariamente, enriquecer a sua mente, adquirir autoconfiança e se expor de maneira elegante, profissional e com o discurso apropriado para cada auditório.

Conforme destaquei na abertura deste capítulo, vivemos atualmente na Era da Interconectividade. Estamos todos plugados ao mesmo tempo e falando ao mundo inteiro simultaneamente. Gastamos 30% de nosso tempo nos comunicando, quer pessoa a pessoa ou com grupos de pessoas. Portanto, nossas palavras, não importa o ambiente, ocasião ou para quem as proferimos, têm eco e consequência, que pode ser positiva ou negativa. Quanto mais você dominar a arte de falar em público, maiores serão as suas vantagens. Se você ainda não está convencido, eis aqui algumas constatações indiscutíveis:

- Pesquisa conduzida com mais de 300 empresários norte-americanos revelou que a capacidade de comunicação persuasiva foi classificada em primeiro lugar entre as habilidades mais desejáveis no mundo dos negócios. Em outro estudo, desta vez feito pela Associação Norte-Americana de Administração, foi pedido a dois mil gestores e executivos para que classificassem as habilidades mais essenciais no atual ambiente de trabalho. A habilidade de comunicação apareceu em primeiro lugar.

88   **AS VULNERABILIDADES DE UM PROFISSIONAL**

- As empresas estão pedindo aos seus colaboradores que façam mais apresentações orais logo nos primeiros estágios de suas carreiras. E muitos profissionais jovens que dominam algumas técnicas estão se destacando.

- Muitas empresas solicitam aos candidatos participantes de processos seletivos que façam uma apresentação formal sobre os mais variados temas. Recentemente, o presidente de uma importante empresa multinacional do setor têxtil me pediu para orientar sua filha de 22 anos, formada em biologia, em sua prospecção pelo primeiro emprego. Durante nossas reuniões ela recebeu um convite para participar de um processo seletivo em uma importante empresa norte-americana do setor farmacêutico. Aprovada na triagem inicial, foi orientada a preparar uma apresentação sobre biogenética para um grupo de seis pessoas da organização, entre eles o diretor da área.

- As empresas descobriram tardiamente que os profissionais estão perdendo o hábito de conversar sobre diferentes assuntos que exigem pensamento claro, objetivo e persuasivo também. Aqui vale registrar as palavras de Thomas Alva Edison: "5% das pessoas pensam verdadeiramente. 10% das pessoas pensam que pensam. Os outros 85% preferem morrer a pensar."

- Suas ideias, projetos e sugestões não têm nenhum valor para o seu superior imediato e a alta administração se você não souber apresentá-las de maneira criativa, interessante e convincente.

- Não adianta você dizer para si mesmo que não deseja ser um orador eloquente como John F. Kennedy, Martin Luther King, Carlos Lacerda ou Steve Jobs, entre tantos outros. O mundo não prestará atenção a você e ao seu discurso se ele não vier coberto de eloquência, conhecimento, paixão e persuasão como foi o caso desses grandes nomes. O medo de falar em público é notório e do conhecimento de todo profissional, como escrevemos anteriormente. No entanto, é preciso dominá-lo e superá-lo. Somente profissionais que o gerenciam bem, estarão preparados para liderar nos dias atuais. Portanto, recomendo que assuma a seguinte postura em relação a este tema tão relevante:

- ○ **Adquira todos os bons livros que puder sobre a arte de falar em público e estude-os com genuíno interesse de tornar-se um exímio e eloquente orador**. A título de colaboração e incentivo, aqui estão alguns livros que recomendo:
  - » *Present Your Way to the Top* — David J. Dempsey, 2010.
  - » *Business Communication*, Harvard Business Essentials, 2003.*10 Simple Secrets of World's Greatest Business Communicators* — Carmine Gallo, 2005.
  - » *Como falar em público e influenciar pessoas no mundo dos negócios* — Dale Carnegie, 1962.
  - » *Say It Like Obama: The Power of Speaking with Purpose and Vision* — Shel Leanne, 2009.
  - » *The Business Speaker's Almanac,* editado por Jack Griffin e Alice Marks, 1994.

- **Prepare-se para estar sempre pronto a encarar o desafio de falar em público quando ele surgir à sua frente.** A verdade nua e crua é uma só: inúmeros profissionais têm medo de falar em público pela pura e simples falta de preparo e conhecimento sobre o assunto. E isso se deve em parte porque eles não têm nenhuma familiaridade com os livros. O homem que aprendeu a ler e não empreende a leitura de bons livros é muito pior do que aquele que nunca aprendeu a ler. Aprendi muito cedo em minha vida que todo profissional que deseja falar em público deve investir cerca de uma a duas horas para cada minuto de sua apresentação. Essa regra é tão válida hoje como era na década de 1960 do século passado, quando tive minhas primeiras lições sobre o tema. Pode parecer muito tempo, mas as recompensas valem a pena, uma vez que a preparação apropriada reduz em até 75% o medo de falar em público.

AS VULNERABILIDADES DE UM PROFISSIONAL

- **Desenvolva a sua autoconfiança e supere todos os medos por meio de pensamentos positivos e, naturalmente, de preparo intensivo.** Lembro-me que a primeira vez que fui convidado a fazer o meu primeiro sermão, em Nísia Floresta, pequena cidade do interior do Rio Grande do Norte, sobre o tema "Deus é Amor". Além de tremer como uma vara verde, eu não consegui falar por mais de três minutos. Seis anos depois, eu fui convidado pelo reverendo e médico Israel Gueiros para falar em sua Igreja, uma das maiores da cidade do Recife. Naquela ocasião, aos 19 anos, após falar por 45 minutos, fui aclamado como o futuro príncipe dos pregadores brasileiros. Lembro-me como se essa experiência tivesse acontecido no momento em que escrevo o presente artigo.

Acredito que quanto mais conhecimento se adquire sobre diferentes saberes humanos e quanto mais se fala em público, maiores são as chances de se vencer o medo. Encontrar a coragem para afastar o medo do seu caminho é um trabalho que você tem de fazer internamente.

Além disso, não subestime alguns truques utilizados por muitos oradores quando eles se sentem nervosos ou inseguros: apoiar as mãos com firmeza em ambos os lados do púlpito. Você se surpreenderá com o apoio físico que isso proporciona. Outro pequeno truque é considerar as pessoas no auditório como suas amigas, todas ansiosas para escutar o que você tem a dizer. Afinal, mesmo não estando ansiosas, elas estão ali com o propósito de ouvi-lo. Um outro truque consiste em falar para uma pessoa de cada vez durante a sua apresentação.

Desejo acrescentar ainda que um profissional que sabe como liderar nunca se rebaixa para atingir a plateia. Ele faz com que a plateia se sinta parte de seu mundo e respeite seu interesse e inteligência. Consegue tudo isso alguns segundos depois das frases de abertura, certificando-se de que a plateia está com ele e continuará assim até o fim.

O bom orador, quando está diante de uma plateia, percebe imediatamente se ela está com ele ou não. Acredite, não é fácil. Ou todos os olhos estão concentrados no orador e não se ouve nenhum ruído, ou então as pessoas começam a tossir, a se mexer em suas cadeiras, a conversar em voz baixa ou a ligar seus telefones celulares. Você não precisa ser um gênio para perceber todos esses movimentos. Se isso acontecer, dê para si mesmo uma nota três, pelo esforço, e analise o que deu errado.

Não existe melhor sensação que a de saber que você está fazendo uma grande apresentação, palestra ou discurso — assim como não há sensação pior do que a de perceber que se está fracassando em tal missão. Qual é o critério que diferencia essas duas sensações? A sua dedicação, o tempo que investe em sua preparação e a maneira como apresenta suas ideias e saberes.

Nesse sentido, vale registrar as palavras de Kathleen D. Ryan, Daniel K. Oestreich e George A. Orr III: "Mensageiros corajosos olham diretamente para as situações que enfrentam à luz do que pensam, do que sentem e de como reagem a situações de risco ou medo. A coragem é obtida ao enfrentar diretamente os medos ou outros fatores que bloqueiam a comunicação aberta sobre questões difíceis. Ao abordar essas barreiras em etapas, os mensageiros obtêm insights sobre si mesmos e sobre suas situações. Ao fazê-lo, seus medos recuam e são substituídos pela coragem de falar" (*The Courageous Messenger — Como falar com sucesso no trabalho*, 1996, págs. 30–40).

- **Treine, treine e treine suas apresentações e nunca subestime o conhecimento que a plateia tem sobre como falar em público.** Conheço inúmeros executivos que perderam excelentes posições em suas organizações simplesmente porque se esqueceram dessa recomendação. Eles se consideravam preparados para fazer uma apresentação para a alta administração, mas a realidade era bem diferente. Consequentemente, pagaram um altíssimo preço — a demissão.

- **Utilize recursos visuais, caso necessite.** No caso de não saber preparar uma exímia apresentação em Power Point, contrate um especialista no assunto. Você não deve sacrificar sua reputação e imagem em razão de uma apresentação malconduzida.

- **Evite a todo custo os jargões, piadas sujas e brincadeiras desnecessárias durante toda a sua apresentação.** Quando o orador, conferencista ou palestrante não tem conteúdo em suas apresentações, ele se vale de expedientes vulgares. Os discursos, apresentações e palestras de um profissional devem conter muito mais significado que palavras, devendo evitar estudadamente qualquer afetação. Seu propósito deve ser instigar as mentes de seus ouvintes com um toque de simpatia, depois do que será fácil apresentar sua mensagem de modo apropriado. Logo, desde o princípio deve pensar no que se passa nas mentes alheias, em vez de dar expressão imediata ao que se encontra na sua mente. É nisso que consiste a verdadeira eloquência.

- **Evite os exageros e mentiras que não se sustentam.** Recentemente vi na internet um conhecido palestrante brasileiro afirmar que ele tinha lido 50 mil livros ao longo de sua vida. Ele estava com 60 anos de idade. Fiz um cálculo matemático primário — dividi o número de livros que ele dizia ter lido pelo número de anos de vida. Resultado: impossível tal façanha. Autopromoção enganosa. Ele precisaria ter lido aproximadamente 926 livros por ano desde o berço.
- **Certifique-se que os dados e informações que você apresenta durante sua apresentação, discurso ou palestra estão atualizados e merecem credibilidade.** Conheço inúmeros profissionais que foram afastados de suas organizações após uma apresentação malconduzida. Forneceram dados e informações maquiadas a fim de aparecerem bem "na foto" perante a alta administração.
- **Concentre-se durante 30 minutos antes de fazer sua apresentação, discurso ou palestra.** Esse ritual é fundamental para você tranquilizar a sua mente e o seu corpo. Recebi essa orientação nas primeiras aulas de homilética. Desde então, sempre que sou convidado a falar em público, procuro observá-la com muita atenção e cuidado.
- **Ao ser apresentado ao auditório, agradeça a oportunidade, cumprimente a plateia e a encante nos primeiros 30 segundos.** Esse é o momento mais importante de sua apresentação, discurso ou palestra. Se você não conquistar a plateia nesses primeiros segundos, você fracassará. Observe essa recomendação fielmente.
- **Apresente-se com elegância, projete uma imagem de autoridade sobre o assunto e faça sua apresentação com total esmero.** Quando você se apresenta em público, todos os olhos estão voltados para você — sua apresentação pessoal, imagem, linguagens corporal e oral, postura, comportamento no palco, empatia com o auditório, contato dos olhos, organização e lógica de seu discurso.

Lembre-se sempre: uma apresentação formal, um discurso ou uma palestra são, sempre, uma excepcional oportunidade para você e para sua carreira. Portanto, abrace-a com paixão! E brilhe!

Capítulo 9

NÃO ZELAR PELA SUA REPUTAÇÃO

"Se a reputação é uma posse, então, de todas as minhas posses, minha reputação significa muito para mim. Nada chega nem perto disso em importância. De vez em quando, me perguntei se minha reputação é importante demais para mim; mas não posso renunciar mais facilmente à minha preocupação com o que as outras pessoas pensam de mim do que posso deixar de respirar. Não importa o que eu faça, ou onde ou quando eu fizer isso, eu sinto os olhos dos outros em mim, me julgando."

Arthur Robert Ashe (1943–1993)
Tenista profissional norte-americano, nº 1 do mundo
"Days of Grace"

A reputação tem sido considerada ao longo de toda a história humana o bem mais valioso que o homem ou a mulher pode ter ou exibir no curso de sua vida pessoal e profissional, não importando a natureza da atividade que desenvolve — acadêmica, política, executiva, jurídica, empresarial, militar, religiosa, médica, etc. Infelizmente, temos visto nos últimos anos, no seio de algumas de nossas organizações privadas e públicas, a reputação de muitos profissionais ser questionada publicamente e, com frequência, completamente destruída por práticas inadequadas e destituídas de valores éticos e civilizados. A todo instante eclodem escândalos de corrupção, formação de quadrilha, lavagem de dinheiro, sonegação de bens, relacionamentos extraconjugais, estelionato, utilização indevida dos recursos dos acionistas e investidores em benefício próprio, bullying moral e psicológico, escândalos sexuais, tráfico e consumo de drogas, gestão de concorrência desleal e viciada e formação de cartel, entre tantas outras ações não compatíveis com o exercício das posições que ocupam.

Como diariamente lido com empresas e seus executivos, tenho conhecimento de uma série de histórias que deixariam qualquer pessoa de bem estarrecida. Comigo não é diferente. Apesar de décadas de experiência profissional como consultor, ainda me choco com tamanhos absurdos. Lembro, por exemplo, de um executivo estrangeiro que trabalhava em uma multinacional. Morava em São Paulo, era solteiro e se envolveu com uma prostituta. Apaixonado, não tardou a levá-la para morar em sua mansão, dando a ela toda uma infinidade de regalias. Certo dia, ele resolveu surpreendê-la. Saiu mais cedo do trabalho e comprou um lindo arranjo de flores para presenteá-la como prova de seu amor e admiração. Ao chegar à sua casa, no entanto, a surpreendeu com outro homem — um amante de seus dias de prostituição. Indignado com tamanha traição, ele a agrediu a socos e pontapés. O caso foi parar na polícia, sendo necessária a rápida interferência da empresa na

96 AS VULNERABILIDADES DE UM PROFISSIONAL

tentativa de ajudar o executivo a ter seu nome e reputação preservados. Em seguida, ele foi transferido para seu país de origem e hoje ocupa uma posição infinitamente inferior àquela que ocupava no Brasil.

Em outro caso, o presidente de uma multinacional norte-americana com operações no Brasil foi denunciado por alguns de seus diretores. Segundo eles, o executivo estava utilizando dos recursos financeiros da empresa em seu próprio benefício. Certa manhã ele recebeu uma ligação de seu superior imediato que viera a São Paulo com uma equipe de advogados e auditores a fim de demiti-lo por justa causa. Durante o telefonema, ele ouviu do chefe a seguinte orientação: "Não vá para a empresa hoje pela manhã. Necessitamos falar com você antes." Na verdade, tudo já estava tramado: ele não poderia entrar na empresa mesmo que desejasse. Ao chegar para a reunião no Hotel Hyatt, após os cumprimentos formais e secos, ele ouviu as seguintes palavras: "Você está demitido da companhia. Queremos que nos entregue o seu cartão de crédito corporativo, as chaves do carro da companhia, o laptop e o telefone celular. Além disso, o senhor está proibido de voltar à empresa ou falar com qualquer pessoa na organização." Naquele instante sua reputação desmoronou e ele nunca mais a recuperou.

Por fim, a então vice-presidente de marketing da Walmart norte-americana, Julie Roehm, 36 anos, salário anual de 1,7 milhão de dólares, foi acusada de várias práticas incompatíveis com os valores éticos da organização. Entre elas, um romance com um colega de trabalho, mau uso de verbas, malversação de fundos de viagens, favorecimento da agência de publicidade — DraftFCB — em concorrência de US$580 milhões e passeios de Ferrari na companhia de fornecedores, entre outras atitudes nada compatíveis com aquilo que a organização espera de seus executivos. A direção da empresa não teve outra alternativa a não ser demiti-la.

Essas três histórias mostram como pessoas com boa reputação podem colocar tudo a perder com gestos e posturas inadequados, condenáveis e desonestos. Mas não são apenas falhas graves como essas que comprometem a imagem de um profissional. A destruição da reputação pode ocorrer por atos de menor repercussão, como mentir sobre credenciais acadêmicas inexistentes durante uma entrevista, falsificar dados importantes para tomada de decisão da alta administração, adulteração de um relatório de viagens ou de uma simples nota fiscal de um almoço, aceitar um pequeno suborno de um fornecedor ou mesmo contar uma simples mentira.

NÃO ZELAR PELA SUA REPUTAÇÃO

Os rabinos talmúdicos resumiram o segredo do sucesso em uma só palavra: reputação. Segundo eles, a pessoa que conquista um bom nome segue um rígido código de ética. Isso envolve, por exemplo, a forma e os princípios que adota no seu trabalho, a riqueza que adquire e acumula, a compra e venda de bens que negocia e a forma como se engaja em uma concorrência — honesta ou desonestamente. Ter um bom nome no mercado de trabalho ou na condução dos negócios, sejam eles privados ou públicos, significa ser piedoso, firme, decidido, justo, responsável e, acima de tudo, ético. Rabi Simeon escreveu a esse respeito: "Há três coroas: a coroa do aprendizado, a coroa do sacerdócio e a coroa da realeza, mas a coroa de um bom nome supera-as todas."

Uma reputação ilibada somente pode ser construída cumulativamente, por meio de anos de trabalho intenso e honesto, com atos reais e comprováveis, pronunciamentos verdadeiros e exemplos inquestionáveis — e não apenas como resultado das apresentações de Power Point enganosas dos fatos, de esforços de alto impacto. A famosa pirotecnia midiática não serve para nada.

No Segundo Livro do Pentateuco, Êxodo, por ocasião da escolha e nomeação dos auxiliares de Moisés, o Libertador (1526–1406 a.C.), lemos a seguinte recomendação de Jetro a Moisés, seu sogro: "Procura dentre o povo homens competentes, tementes a Deus, homens de verdade e que aborreçam o mal em todas as suas manifestações..." (*Êxodo* 18). Em linguagem moderna: homens íntegros e com ilibada reputação para servirem de exemplos à nação de Israel e a todos os povos vizinhos.

Aproximadamente oito séculos depois, encontramos instruções semelhantes dadas por Nabucodonosor, rei do império babilônico (624–582 a.C.): "Disse o rei a Aspenaz, chefe dos seus eunucos, que trouxesse alguns dos filhos de Israel, tanto da linhagem real como dos nobres, jovens sem nenhum defeito, de boa aparência e ilibada reputação, instruídos em toda a sabedoria, doutos em ciência, versados no conhecimento e que fossem competentes para assistirem no palácio do rei e lhes ensinasse a cultura e a língua dos caldeus" (*Livro do Profeta Daniel I*).

No Novo Testamento encontramos inúmeras recomendações sobre o valor inigualável da boa reputação. Paulo, o apóstolo maior da cristandade, em várias de suas cartas, advertiu seus principais auxiliares e também a todos os cristãos de sua época ao escrever-lhes e exortá-los: "Quanto aos jovens, de igual modo, adverte-os para que, em todas as coisas, sejam criteriosos. Tor-

98 AS VULNERABILIDADES DE UM PROFISSIONAL

nem-se, pessoalmente, padrão de bom comportamento. No ensino, mostrem integridade, reverência, linguagem sadia e irrepreensível, para que o adversário seja envergonhado, não tendo indignidade nenhuma do que dizer a seu respeito". Em outro trecho, diz "torna-te padrão dos fiéis, na palavra, no comportamento e no procedimento..." (*Epístola de Paulo a Tito* 2.6–8; *e Epístola de Paulo a Timóteo* 4.12).

A boa reputação é vital para a saúde dos profissionais e das organizações para as quais trabalham ou dirigem. O legendário empresário e megainvestidor norte-americano Warren Buffett, diretor-presidente do conglomerado Berkshire Hathaway, disse aos seus gerentes: "Se vocês fizerem a nossa empresa perder dinheiro porque tomaram decisões erradas, poderei ser muito compreensivo. Se mancharem a reputação da nossa empresa, serei implacável com todos os envolvidos." Posteriormente, em circular dirigida aos diretores-presidentes das empresas do conglomerado Berkshire Hathaway, ele escreveu: "Podemos perder dinheiro. Podemos perder muito dinheiro, mas não podemos perder a nossa reputação."

Alan Greenspan, ex-presidente do Conselho do Federal Reserve Board, que orquestrou o melhor período econômico da história dos Estados Unidos, em palestra aos alunos da Universidade de Harvard durante a festa de colação de grau da turma de 1999, disse: "Eu não posso falar pelas pessoas cujas psiques talvez não consiga entender, mas em minha vida profissional não encontrei maior satisfação do que alcançar o sucesso através de negócios honestos e da total aceitação da ideia de que, para você ganhar, aqueles com quem também lida devem ganhar. As relações humanas — sejam pessoais ou profissionais — não devem prejudicar nenhuma das partes. E, além do sentimento pessoal de satisfação, ter uma reputação de honestidade nos negócios é uma virtude profundamente prática. Nós a chamamos de *goodwill* e a lançamos nos nossos balancetes."

O diretor executivo do Instituto de Reputação, professor pesquisador de administração da Stern School of Business da New York University, Charles Forbrum, define a reputação — ou capital reputacional — como um bem intangível intimamente relacionado com o que os executivos financeiros chamam de *goodwill* e os marqueteiros chamam de *brand equity* (*Reputation: Realizing Value from the Corporate Image*, 1996).

Não sei qual o tipo de sentimento que você tem ao ver na televisão empresários milionários e bem-sucedidos, executivos de primeira grandeza reverenciados nos círculos corporativos e políticos renomados serem conduzidos pela Polícia Federal para a prisão. Eu, particularmente, sinto-me profundamente triste e decepcionado porque todos eles poderiam ter tido outro destino, visto que são mais privilegiados entre todos os cidadãos da nação. São homens ricos, poderosos, experientes, com acesso fácil às principais autoridades do país e com oportunidades gigantescas de negócio. Contudo, a despeito dos privilégios que desfrutavam, do dia para a noite todos experimentaram uma das mais vergonhosas e vertiginosas quedas. Algemados pela Polícia Federal em suas próprias mansões, deixaram para trás, mesmo que por um curto período de tempo, uma vida exuberante e frenética para amargarem anos em uma cela fria e desconfortável.

Todos ou quase todos eles se comportam da mesma maneira na hora em que são apanhados em suas falcatruas. Aparecem diante das câmeras de televisão cabisbaixos e com um paletó ou jaqueta sobre a cabeça a fim de não serem reconhecidos pela sociedade brasileira, mantêm as mãos para trás por causa das algemas e são acompanhados por policiais fortemente armados, caminham a passos largos para os camburões da Polícia Federal para fugir das perguntas dos jornalistas. Naquele momento eles perdem o respeito próprio, a dignidade pessoal, a credibilidade e a reputação. Sentem vergonha de verem as suas más ações expostas aberta e publicamente. Talvez sintam um pouco de remorso ao lembrarem de suas famílias, que passam a viver sitiadas em suas próprias residências. Nessas condições, elas fogem dos clubes sociais, das igrejas e dos shoppings, simplesmente para não serem reconhecidas ou sofrerem a censura da população.

Ter uma reputação só traz benefícios para sua carreira. Veja alguns bons motivos para você zelar por ela diariamente e a cada novo ato seu:

- A boa reputação aumenta a credibilidade e o respeito do profissional no mercado de trabalho. Prova disso é que costumamos pedir indicações de amigos quando necessitamos de um bom médico, arquiteto, advogado, engenheiro, profissional de carreira, professor, dentista ou mecânico de automóvel. Queremos contratar apenas aquele que dispõe de reputação no mercado em sua área de especialização.

- A boa reputação alavanca a carreira do profissional em sua organização. Por acaso você já viu um profissional com uma reputação duvidosa ou mortalmente manchada ser promovido a novas posições de responsabilidade em uma organização séria? Eu, particularmente, não conheço nenhum. E se eventualmente essa promoção vier a ocorrer, o profissional não ficará muito tempo no exercício do poder. Ele não se sustenta.

- A alta administração de uma organização quase sempre depende da reputação de seus colaboradores a fim de tomar decisões importantes. Quando esses indivíduos de boa reputação não existem nas empresas, elas estão sujeitas ao fracasso temporário ou permanente.

- Construir uma boa reputação é algo fundamental para marketing pessoal dos profissionais de alta visibilidade. Os profissionais de marketing e publicidade estão conscientes que a reputação dos profissionais pode jogar luz ou sombra sobre os produtos que desejam promover. Veja os casos de inúmeras estrelas dos esportes que perderam seus patrocinadores ou troféus simplesmente porque foram apanhados em exames de doping ou outro tipo de comportamento não compatível com a imagem que estes atletas projetavam: Tiger Wood, jogador profissional de golfe norte-americano e considerado um dos melhores golfistas de todos os tempos, perdeu grande parte de seu brilho por manter um relacionamento extraconjugal; Lance Armstrong, ex-ciclista profissional norte-americano, vencedor por sete vezes seguidas consecutivas do Tour de France, perdeu toda a sua reputação após reconhecer que se dopava antes das provas para obter resultados acima da média; Ben Johnson, esportista canadense, considerado um dos homens mais velozes do mundo, foi apanhado em exames de doping e caiu em desgraça. Inúmeros outros superatletas tiveram destinos semelhantes. No mundo corporativo não é diferente. Vejam os casos recentes dos dirigentes dos Bancos Merrill Lynch, PanAMERICANO, Santos, Schain, BTG Pactual e organizações como a Arthur Andersen, Enron Corporation, Tyco Corporation, Petrobrás, Nuclebrás, OAS Engenharia, Construtora Norberto Odebrecht, entre inúmeras outras, onde alguns de seus principais líderes foram para a prisão ou permanecem sob vigilância da Polícia Federal.

- A boa reputação individual comanda e inspira o respeito a seus stakeholders — subordinados, pares, superiores, clientes, fornecedores, credores e a sociedade em geral. Além disso, confere vantagens singulares — você se torna uma pessoa respeitada, valorizada e suas opiniões são sempre dignas de crédito, mesmo sendo ocasionalmente questionadas por pessoas que possam pensar de outra forma.

- A boa reputação o faz andar sempre de cabeça erguida, porque está baseada sobre os fundamentos de um caráter ilibado e de uma conduta exemplar. Abraham Lincoln (1809–1865), 16º presidente dos EUA, no período de 1861–1865, fez algumas declarações a esse respeito que merecem ser lembradas: "Quando pratico o bem, sinto-me bem; quando pratico o mal, sinto-me mal. Eis a minha religião."

Para o bem ou para o mal, líderes são os modelos exemplares mais influentes dentro de suas organizações. Suas ações e conduta, até mais do que seus discursos eloquentes, comunicam os valores, as prioridades e as expectativas aos subordinados e ao mercado em geral. Grandes líderes estão à altura de suas palavras e oferecem um exemplo que os subordinados podem imitar.

A história registra um episódio ocorrido durante a II Grande Guerra Mundial — o julgamento e condenação à morte do General Masaharu Homma –, a qual ilustra de maneira inequívoca a responsabilidade de um líder para demonstrar e manter o mais elevado padrão de comportamento e o cultivo de sua permanente reputação. Após a sua condenação, o General MacArthur escreveu: "Os atos mostram que o acusado carecia de firmeza de caráter e fortaleza moral, essenciais a oficiais responsáveis pelo alto comando de forças militares em combate. Nenhuma nação pode confiar com segurança sua honra militar a líderes que não mantêm o código universal que distingue entre aquelas coisas certas e erradas. Os soldados de um exército invariavelmente refletem a atitude de seu general. O líder é a essência" (Theodore Kinni e Donna Kinni, *No substitute for victory: lessons in strategy and leadership from General Douglas MacArthur*, 2008).

Nenhum profissional, não importa o seu nível na hierarquia corporativa, deveria se descuidar de zelar pela sua boa imagem e reputação. Afinal, ela pode ser destruída até mesmo por uma simples palavra pronunciada na hora errada. Vigilância, portanto, é o preço que tem de pagar.

Os sábios talmúdicos, segundo o jornalista Larry Kahaner, estavam sempre atentos ao perigo de uma empresa perder sua reputação em virtude das palavras, como difamação e fofocas, ou atos danosos cometidos por seus colaboradores. E, ao falar do poder perverso das palavras, acrescentou: "A língua de uma pessoa é mais poderosa do que a espada. A espada só pode matar quem está perto, a língua pode causar a morte de quem está longe."

O comentário dos sábios talmúdicos está em plena sintonia com os ensinamentos do cristianismo. Na epístola de Tiago, lemos: "Ora, a língua é fogo; é mundo de iniquidade; a língua está situada entre os membros de nosso corpo, e não só põe em chamas toda a carreira da existência humana, como também é posta ela mesma em chamas pelo inferno" (*Epístola de Tiago* 3.6).

Imagine o estrago à imagem e à reputação das principais empresas nacionais e seus executivos envolvidos no escândalo conhecido como Petrolão e que ganhou as manchetes dos jornais e o horário nobre dos jornais televisivos. Essas organizações e seus executivos jamais recuperarão totalmente a sua reputação e imagem no mercado. As palavras do megainvestidor e bem-sucedido norte-americano Warren Buffett devem merecer a nossa reflexão: "São necessários 20 anos para você construir uma reputação e apenas cinco minutos para destruí-la totalmente"; "Procurando pessoas para contratar, você busca três qualidades: integridade, inteligência e energia. E se elas não têm a primeira, as outras matarão você."

A sociedade moderna torna-se cada dia, e cada vez mais, materialista, consumista, egocêntrica e desprovida dos reais valores humanos e espirituais. Até mesmo aqueles que se dizem cristãos, nos dias atuais, agem como se fossem verdadeiros pagãos — a sua religiosidade é hipócrita. Portanto, sem nenhum respeito, consideração ou amor ao próximo. Para muitos de seus membros, o mais importante é enriquecerem de maneira rápida, mesmo que desonesta, à custa do sofrimento, da dor, da ignorância e da miséria alheia, como temos visto na história recente de nosso país.

Erich Fromm (1900–1980) psicologista, psicanalista, sociólogo e filósofo humanista, em seu excelente trabalho, *The Art of Loving*, diz: "O homem moderno está bem próximo do retrato feito por Huxley em seu Admirável mundo novo: bem nutrido, bem vestido, sexualmente satisfeito, mas sem eu, sem nada, salvo o mais superficial contato com seus semelhantes e guiado por slogans."

Essa observação está em sincronia com as palavras de Maggie Kuhn (1905–1995), ativista norte-americano, conhecida como fundadora da Gray Panthers: "Uma das razões da desordem da sociedade moderna está no isolamento das pessoas." Nesse caso, torna-se difícil, muito difícil mesmo, o cristianismo verdadeiro e os seus princípios exercerem quaisquer níveis de influência positiva na sociedade, se nem sequer consegue influenciar os próprios lares. Para muitos pais de família, "Deus está morto e os fins justificam os meios".

É evidente ainda que muitos dos que se dizem cristãos atualmente agem norteados por outros objetivos, e não por uma visão teológica cosmológica reformada do mundo – "Deus é o centro e a força de todas as coisas. Sem Ele nada se sustenta".

A construção e manutenção da reputação de um profissional nos dias atuais exige os seguintes princípios e características de cada um de nós:

- **Uma compreensão completa de si mesmo — crenças, valores, filosofia de vida e de trabalho, índole, inteligência, julgamento, inclinações e "blind spots".** Baltasar Gracián (1601–1658), filósofo, político e padre jesuíta, advertiu: "Ninguém pode dominar-se sem antes compreender-se. Há espelho para o rosto, mas não os há para o espírito: tome-lhes o lugar, a ponderada reflexão sobre si mesmo. E quando se esquecer de sua imagem exterior, mantenha presente a interior para emendá-la e melhorá-la (*Oráculo Manual*, # 089, 1647).

- **Fidelidade aos seus valores e crenças em qualquer circunstância da vida ou carreira.** Evite ser seduzido por ganhos fáceis e de curto prazo em detrimento de ganhos futuros. Temos visto nos últimos anos que muitos profissionais inteligentes, bem formados e respeitados no ambiente corporativo caíram em total desgraça porque não se mantiveram fiéis aos seus princípios e valores. Muitas vezes, é verdadeiramente assustador observar o sucesso obtido até mesmo pelos inúmeros executivos fora da lei com uma técnica esmerada de marketing pessoal de alta visibilidade. Eu, pessoalmente, acredito que não devemos ficar impressionados com esses indivíduos. Eles farão apenas um voo de galinha. Temos de avaliar o seu caráter e compromisso com a verdade e os princípios éticos e de governança corporativa. Há uma expressão atribuída ao General Charles de Gaulle (1890–1970), que diz: "Os homens só admiram bem aquelas pessoas que eles não conhecem verdadeiramente."

J. Robert Clinton, professor de liderança do Seminário Teológico Fuller, Estados Unidos, acredita que mais de 70% dos líderes não terminam bem. Ele baseia sua estatística estarrecedora nos seguintes critérios:

1. Eles param de viver conforme as suas convicções e crenças.
2. A atratividade de seu caráter declina.
3. Os líderes que terminam mal perdem seu relacionamento vibrante com Deus" (*The ascent of a leader*, 1999).

Os valores, segundo o General MacArthur, lhe ensinam a ser "altivo e firme no fracasso, mas humilde e nobre no sucesso; a não substituir palavras por atos, a não procurar o caminho fácil, mas a enfrentar a tensão e os estímulos da dificuldade e do desafio. Aprender a se levantar na tempestade, mas ter compaixão daqueles que caem; a se controlar antes de procurar controlar os outros; a ter um coração limpo, um objetivo nobre; aprender a rir, sem nunca se esquecer de como lamentar; buscar o futuro, mas nunca negligenciar o passado; ser sério, porém nunca se levar muito a sério; ser modesto para que possa se lembrar da simplicidade da verdadeira grandeza, da mente aberta para a verdadeira sabedoria, da brandura da verdadeira força".

- **Grandeza em tudo o que diz e faz, objetivando a preservação de seu bom nome, imagem e reputação.** Todo profissional verdadeiramente comprometido com a transparência de suas palavras, gestos e atos, observa esse princípio em cada instante de sua vida e carreira. Recentemente li um artigo publicado na revista Veja sob o título *Inveja de Obama*, escrito pelo brilhante jornalista J. R. Guzzo, que comprova de maneira inequívoca o valor dessa recomendação.

    "[...] Cinco virtudes do ocupante da Casa Branca:

    - **Integridade.** Comanda um governo livre de escândalos; o presidente e sua mulher, Michelle, não apenas demonstraram superior integridade eles próprios, como atraíram e nomearam assessores com altos padrões pessoais.

    - **Senso de humanidade.** Aos despropósitos de Donald Trump contra os muçulmanos, Obama respondeu com a visita a uma mesquita, onde fez um 'maravilhoso discurso'.

NÃO ZELAR PELA SUA REPUTAÇÃO 105

- ○ **Elegância quando sob pressão**. Mesmo na pior da crise econômica, Obama não perdeu o prumo.
- ○ **Otimismo**. Sua postura seria um antídoto contra a 'pornografia do pessimismo' exalada pelos candidatos na atual campanha (Veja, 17 de fevereiro de 2016, pág. 98).
- ○ **Ser um exemplo de dignidade, generosidade e não apenas de sucesso.** O Rabino Abraham Heschel, nesse sentido, exortou: "Deixe-os lembrar que há sentido no absurdo. Deixe-os ter certeza de que cada pequeno feito conta, de que cada palavra tem poder e de que podemos — todos — fazer nossa parte para redimir o mundo, apesar de todo o absurdo e de todos os desapontamentos. E, acima de tudo, lembre-se de que o significado da vida é construir uma vida como se ela fosse uma obra de arte."

Caro leitor, seu nome é o seu bem mais valioso. Portanto, esmere-se para mantê-lo limpo diante de todos os homens. Se assim o fizer, andará sempre de cabeça erguida e em paz.

Capítulo 10

NÃO AGIR POLITICAMENTE

"Faça sempre com que as pessoas acima de você se sintam confortavelmente superiores. Querendo agradar ou impressionar, não exagere exibindo seus próprios talentos ou poderá conseguir o contrário — inspirar medo e insegurança. Faça com que seus mestres pareçam mais brilhantes do que são na realidade e você alcançará o ápice do poder."

Robert Greene
Dramaturgo, historiador e ex-editor da revista Esquire

Existiu uma época no mundo das organizações em que o mérito pessoal e o alto desempenho constituíam a base para o avanço a novas posições, aumentos salariais robustos, reconhecimentos públicos e recebimento de benefícios e bônus generosos. Esse período foi dominado por alguns mantras. Era comum ouvir frases como "um profissional que tenha desenvolvido entusiasmo, lealdade e comprometimento com a sua organização será sempre o mais valioso entre todos os outros"; ou "os profissionais em ascensão necessitam ter um desempenho excepcional e o seu sucesso estará garantido"; ou ainda "concentrem suas energias, seus pensamentos e ações nos trabalhos que realizam e certamente as organizações para as quais trabalham saberão reconhecer os seus esforços".

Esses mantras não refletem mais a realidade do mundo corporativo. São apenas discursos vazios — a sua prática não corresponde aos eloquentes discursos preparados pelos assessores de relações públicas e lidos pelos principais executivos em ocasiões especiais. O que verdadeiramente conta a partir de determinado momento da carreira executiva é a sua habilidade e competência para empreender o jogo político. Um dos maiores erros que você pode cometer é o de achar que o bom desempenho é suficiente para adquirir poder e avançar na carreira. Se você ambiciona criar uma trilha na "selva" de sua futura organização, precisa esquecer a ideia de que o desempenho por si só é suficiente. Você necessita desenvolver sua inteligência política no ambiente de trabalho. Deve não apenas conhecer as regras do jogo, mas também jogar de acordo com elas. Se fracassar nesse intento, receberá seu cartão vermelho mais cedo ou mais tarde.

110 AS VULNERABILIDADES DE UM PROFISSIONAL

O jogo político nas organizações é visível em todos os níveis hierárquicos. É bem verdade que quanto mais os profissionais avançam na hierarquia corporativa, mais se acentua a necessidade do cultivo da inteligência política. Dela depende o progresso e o futuro de uma carreira de sucesso. Como nos negócios em geral, o jogo político não é um esporte para espectadores ou profissionais ingênuos. Afinal, nenhum indivíduo pode pretender ser apolítico no ambiente de trabalho se ambiciona verdadeiramente crescer e conquistar posições com maiores responsabilidades em sua organização. A única maneira de evitar o jogo político — no clube social, na universidade, na igreja, na sinagoga, no sindicato, no lar, entre outros ambientes — é se manter isolado. O problema é que o isolamento o fará permanecer na mesma posição pelo resto de sua vida. Esse é um posicionamento extremamente perigoso em nossos dias. Afinal, aqueles que não crescem profissionalmente, estagnam e morrem. Enquanto existirem organizações na face da Terra, não importa a sua natureza, existirão pessoas e política. Afinal, como observou o filósofo grego, Aristóteles, "o homem é um ser político".

Se, como escreveu Robert Greene, o mundo é como uma gigantesca corte e estamos trabalhando nela, não adianta optar por ficar fora do jogo. Isso só deixará o profissional impotente. E a impotência vai torná-lo infeliz e vulnerável, descrente e cínico. Portanto, em vez de lutar contra o inevitável, de ficar discutindo, de se lamentar e se sentir cheio de culpa, é muito melhor se sobressair no poder. De fato, quanto melhor você lidar com o poder, melhor será como pessoa, amigo, amante, marido ou esposa.

Você precisa ser notado, ser capaz de influenciar seus superiores e ser eficaz no gerenciamento daqueles que estão bem acima de você na hierarquia corporativa. Você deve, ainda, possuir aquela penetração que o habilite a desvelar os pensamentos dos homens e a saber, pelos menores movimentos de seus semblantes, que paixões se agitam em seu interior, pois tais movimentos não raro traem até mesmo o mais experiente profissional. Deve também possuir uma mente fértil em expedientes de modo a afastar suavemente as dificuldades por ele encontradas no cumprimento de suas obrigações; ter presença de espírito a fim de encontrar uma resposta rápida e significativa mesmo para surpresas imprevistas — e, mediante essas respostas judiciosas, ser capaz de se recuperar após um deslize. Um humor sereno, uma natureza tranquila e paciente, sempre pronta a ouvir com atenção aqueles que cruzarem seu caminho; maneiras fáceis e graciosas, que são de grande ajuda na criação de uma impressão favorável sobre aqueles que o cercam, como escreveu François de Callières (1645–1717), diplomata e secretário de gabinete de Luís XIV (*On the Manner of Negotiating With Princes*, 1919).

Para aprender o jogo do poder é preciso ver o mundo de uma certa maneira, sob nova perspectiva e mudando a referência mental. É preciso esforço e anos de prática, pois grande parte do jogo talvez não surja naturalmente. São necessárias certas habilidades básicas e, uma vez dominando-as, a pessoa será capaz de aplicar as leis do poder com mais facilidade e naturalidade.

O mais importante, e fundamento crucial do poder, é a habilidade de dominar as suas emoções. Daí a sabedoria centenária que diz: "Não aja por si quem não está em si, pois a paixão sempre expulsa a razão." Reagir emocionalmente a uma situação é a maior barreira ao poder, um erro que custará ao profissional muito mais do que qualquer satisfação temporária que possa obter expressando o que sente. As emoções embotam a razão e, se o profissional não consegue enxergar com clareza, ele não está preparado e reagirá sem controle da situação.

A raiva é a reação emocional mais destrutiva, pois é a que mais turva sua visão. Também tem um efeito cascata que invariavelmente torna as situações menos controláveis e acentua a decisão de seu inimigo.

Amor e afeto também são potencialmente destruidores quando não permitem que você enxergue os interesses quase sempre egoístas daqueles de quem você menos desconfia estarem fazendo o jogo do poder. A esse propósito, vale lembrar as palavras de Baltasar Gracián (1601–1658), filósofo espanhol, que disse: "Os que assistem sempre veem mais que os que jogam, porque não se apaixonam. Percebendo estar alterado, o bom senso toque à retirada, para que o sangue não chegue a ferver" (*Oráculo Manual*, # 287, pág. 184, 1984).

Raiva e reações emocionais são contraproducentes do ponto de vista estratégico. Portanto, você precisa se manter sempre calmo e objetivo em toda e qualquer circunstância. Há uma expressão de Cristo que brilhantemente nos indica o melhor caminho a seguir: "Eu vos envio como ovelhas no meio de lobos. Sede, pois, prudentes como as serpentes, mas simples como as pombas."

Também relacionada com o controle das suas emoções está a habilidade de se distanciar do momento presente com objetividade no passado e no futuro. Como Janus, a divindade da mitologia romana com duas faces e guardiã de todos os portões e entradas, de saber lidar melhor com o perigo, seja lá

112 AS VULNERABILIDADES DE UM PROFISSIONAL

de onde vier. É esse o rosto que você deve criar para você mesmo — um que olha sempre para o futuro e o outro, para o passado.

Certa vez ouvi de um executivo em transição de carreira o seguinte comentário que espelha o comportamento de Janus: "[...] *Só gostaria de adicionar uma observação: eu assumo total responsabilidade pela falta de sucesso no relacionamento com a minha última gestão no banco. Gerenciei muito mal a minha carreira. Acreditei, por falta de maturidade, que, ao gerar grandes resultados, isso por si só bastaria. Joguei muito mal o jogo político e paguei um alto preço. Hoje posso afirmar que aprendi a lição e que a conjugação de trabalho com o jogo da política corporativa é que faz o sucesso da carreira.*"

Todos os dias milhares de profissionais são passados para trás nas organizações nas quais trabalham simplesmente porque eles não sabem jogar o jogo político. Eles não sabem apresentar e vender suas ideias e projetos de maneira objetiva e persuasiva, como se portar perante a alta gerência ou usar as armas destinadas ao jogo político. Se escondem em suas baias de trabalho — não circulam e não conhecem aqueles que detêm o poder na organização — e, o mais importante, não estudam esse tema como deveriam, apesar de sua relevância e poder.

Conheço poucos profissionais que se dedicam ao estudo da inteligência política e as suas regras visíveis e invisíveis. O que comumente escuto são expressões como "Eu sou ou fui subestimado na minha empresa", ou "Fui preterido para uma nova posição porque meu chefe não gostava de mim", ou "Fui vítima de uma reestruturação na organização" ou então "Jamais fui verdadeiramente reconhecido pelo meu chefe direto".

O comportamento desses profissionais se assemelha em muito ao do jovem militar descrito pelo escritor Dino Buzzati, que foi designado para servir em uma fortaleza nas montanhas solitárias, quase esquecidas. Em tempos remotos eram uma importante defesa contra os tártaros, que costumavam chegar pelo deserto que se estendia ao longo do vale. Nesse lugar isolado, fincado entre altas escarpas, a função de todos era se preparar para o dia em que os tártaros voltassem. O jovem militar, de cima das muralhas, examina o deserto imaginando e ansiando pelo dia da batalha, o grande dia em que um fato notável justificará sua vida. Seus olhos se cansam de vascular no horizonte. Os tártaros não aparecem. O cotidiano transcorre medíocre, o tempo vai passando, mas o soldado não consegue abandonar o forte e mudar sua vida. Continua olhando obstinado e disciplinadamente o deserto, sob o céu silencioso (Dino Buzzati, *O Deserto do Tártaros*, 2005, pág. 6).

Certa ocasião, o renomado cientista Albert Einstein foi indagado: "Por que é que, quando a mente do homem se esticou tanto para descobrir a estrutura do átomo, fomos incapazes de descrever os meios políticos para impedir que o átomo nos destruísse?" Einstein respondeu: "Isso é simples, meu amigo. É porque a política é mais difícil que a física."

É lastimável que a maioria dos profissionais não dedique tempo suficiente ao estudo de um tema que representa 86,7% do sucesso de uma carreira executiva. Como sabemos, o profissional pode ter todas as credenciais acadêmicas, total conhecimento e domínio de sua área funcional e inúmeras outras competências gerenciais. Contudo, se não tiver o domínio da arte de fazer política, fatalmente se tornará um perdedor. Ele jamais ultrapassará os limites da média gerência.

Quando um profissional atinge determinado nível de competência técnica, não importa sua área funcional, o que faz a diferença é a inteligência, a capacidade e a habilidade de jogar estrategicamente o jogo político. Daí o ensinamento de Baldassare Castiglione (1478–1529): "Quem quiser ser bom discípulo, além de fazer as coisas, sempre deverá empenhar-se bastante para parecer com o mestre e, se possível for, transformar-se nele" (*O Cortesão*, pág. 41, 1997). O acesso ao poder é um jogo social extremamente complicado. Para aprender a dominá-lo, o profissional necessita desenvolver a capacidade de estudar e compreender em profundidade a natureza humana. Sem esse entendimento será inteiramente impossível viabilizar uma carreira de sucesso. Para que o profissional se torne um exímio político em sua empresa é necessário que ele estude, examine, observe e interprete com aguda sabedoria aqueles que o cercam. Sim, é preciso decifrar as pessoas com sabedoria.

Existe mais política no escritório do que podemos imaginar. Nesse caso, é muito importante compreender isso, ter percepção e aprender algumas estratégias para controlar nossa reação. É fundamental também entender que esse não é um jogo de soma zero. O sucesso de uma carreira não deve ser obtido à custa de qualquer outra pessoa.

Aqui vale lembrar que as pessoas são de uma complexidade infinita e o profissional pode passar a vida inteira observando-as sem nunca chegar a compreendê-las. Daí a observação de J. Michelet (1798–1874), historiador

114 AS VULNERABILIDADES DE UM PROFISSIONAL

francês: "Cada homem é uma humanidade, uma história universal" (*Historie de France*). Ou ainda, como disse o filósofo grego Demócrito (460–370 a.C.), "O homem é um microcosmo" (*Fragmentos*, B 34 Diels).

Um dos maiores desafios de quem começa a desenvolver suas habilidades para entrar no jogo político que predomina nas organizações é conhecer em profundidade todos os jogadores, como o berço familiar, a formação acadêmica, o nível de poder na empresa, as crenças (inclusive ideologias religiosas), a reputação interna e externa, a filosofia e o estilo de trabalho e de vida, os valores que representa e defende, os objetivos de carreira, atividades sociais que empreendem, etc.

Tenho encontrado ao longo de minha carreira consultiva inúmeros profissionais que nunca atentaram para a importância desse exercício, apesar de sua relevância para a conquista do poder. É impossível triunfar na vida e na carreira sem conhecer aqueles com os quais competem pelas mesmas posições nas organizações. Como disse Lao-Tsu, filósofo chinês, século IV a.C.: "Quem conhece os outros é sábio." E em outra ocasião afirmou: "Se você se conhece, mas não conhece o inimigo, para cada vitória ganha sofrerá também uma derrota. Se você não conhece nem o inimigo nem a si mesmo, perderá todas as batalhas."

Lembre-se também que as suas palavras e ações têm efeitos, que podem ser positivos ou negativos. Portanto, reflita cuidadosamente sobre seus lances e preveja o que pode acontecer a seguir, especialmente quando suas jogadas afetarem outras pessoas ou quando você estiver em uma situação de grande visibilidade.

Compreenda que o que parece ser um comentário, medida ou decisão sem grandes consequências pode se voltar contra você. Muitas vezes uma carreira promissora naufraga por uma palavra proferida na hora errada e para a pessoa errada. François de Callières, diplomata e secretário de gabinete de Luís XIV, instruiu-nos: "Acima de tudo, o bom executivo deve ter suficiente autocontrole para resistir ao desejo de falar antes de haver pensado de fato no que dirá. Ele não deve empenhar-se em conquistar a reputação de ser capaz de responder de imediato e sem premeditação a cada proposta que lhe é feita" (vide obra anteriormente citada).

Em 2012 empreendi um trabalho de recolocação profissional para o vice-presidente de um importante grupo multinacional. Era um homem in-

NÃO AGIR POLITICAMENTE   115

teligente, preparado, dono de mente analítica e estratégica e com excelente formação acadêmica. Apesar de todas essas qualidades, ele não atentou para essa regra política e foi preterido na promoção à posição de presidente do grupo. Meu diagnóstico era o de que ele falava além da conta, não se importando com as implicações políticas e do impacto de suas palavras naqueles que o observaram.

Há um trecho da Epístola Universal do Apóstolo São Tiago que diz: "Porque todos tropeçamos em muitas coisas. Se alguém não tropeça em palavra, o tal varão é perfeito e poderoso para também refrear todo o corpo. Ora, nós pomos freio nas bocas dos cavalos para que nos obedeçam; e conseguimos dirigir todo o seu corpo. Vede também as naus que, sendo tão grandes, e levadas de impetuosos ventos, se viram com um bem pequeno leme para onde quer a vontade daquele que as governa. Assim também a língua é um pequeno membro, e gloria-se de grandes coisas. Vede quão grande bosque um pequeno fogo incendeia. A língua também é um fogo; a língua está posta entre os nossos membros, e contamina todo o corpo, e inflama o curso da natureza. Porque toda a natureza, tanto de bestas-feras como de aves, tanto de répteis como de animais do mar, se amansa e foi domada pela natureza humana. Mas nenhum homem pode domar a língua; está cheia de peçonha mortal" (*Epístola Universal do Apóstolo São Tiago* 3.1–8). Portanto, seja comedido na hora de falar e controle seu ímpeto, principalmente quando dominado pelo estresse.

Há também situações em que a melhor maneira de evitar uma situação de impasse é jogar discretamente, aconselha Roberta Chinsky Matuson. Você faz isso se deslocando pela empresa com o mínimo possível de alarde. Age fora da tela do radar e "corre por fora". Essa técnica é extremamente útil quando você desconfia que seu chefe competirá diretamente com alguém que parece muito mais poderoso do que ele, e você prevê que será convocado a participar no momento em que a guerra for declarada (*Suddenly in Charge*, 2011).

Há pouco tempo comandei um processo de coaching para um executivo de uma importante multinacional que estava no meio do fogo cruzado entre dois superiores. Quando o problema me foi revelado, orientei o executivo a "fingir-se de morto", ou seja, não se envolver. Essa é uma briga de coronéis. Entretanto, se ele fosse chamado a tomar partido, deveria responder que precisaria de algum tempo para pensar sobre o assunto. Com isso ganharia tempo para pensar no melhor caminho a seguir. A observação feita por Lao-Tsé, famoso filósofo chinês e alquimista, século VI a.C., sumariza com sabedoria essa recomendação: "O sábio não se exibe, por isso brilha. Ele não se faz notar, e por isso é notado. Ele não se elogia, e por isso tem mérito. E, porque não está competindo, ninguém no mundo pode competir com ele."

Há momentos na sua carreira em que você terá também que aprender a gerenciar o seu chefe. Pode parecer estranho gerenciar alguém que está acima de você hierarquicamente, mas é isso mesmo. O renomado consultor, escritor e professor norte-americano, Peter Drucker, escreveu: "Você não precisa gostar de seu chefe, admirá-lo ou detestá-lo. Entretanto você tem de gerenciá-lo, para que ele se torne seu meio de realização e sucesso pessoal" (*The Practice of Management*, 1954).

Essas palavras foram escritas em 1954, mas, como você pode perceber, são atemporais e servem perfeitamente para os dias atuais — competitivos, complexos e cheio de armadilhas. O sucesso em sua organização depende inteiramente de como você administra o relacionamento com o seu superior imediato. O seu chefe tem os códigos para abrir portas que permanecerão fechadas se você não cultivar esse relacionamento. É ele quem pode falar a seu favor para obter mais recursos, ter um papel essencial para ligá-lo a pessoas importantes de toda a organização e assegurar que lhe sejam atribuídos projetos que promoverão seu crescimento contínuo. E, obviamente, poderá defender seus objetivos e assegurar que você seja promovido, transferido ou bem remunerado.

Esse mesmo conselho foi dado por Andrew Carnegie, mundialmente conhecido como o "Barão do Aço" e "Santo" por ter doado 350 milhões de dólares de sua fortuna pessoal, construído mais de 2.200 bibliotecas nos Estados Unidos e 7 mil órgãos de Igreja, em discurso intitulado *O Caminho para o Sucesso nos Negócios*: "Deem ordens ao seu chefe o quanto antes; experimentem fazer isso logo no início. Se ele for o tipo certo de chefe, nada o agradará mais; se não for, ele não é a pessoa certa com quem você deve trabalhar — deixem-no assim que possível, mesmo à custa de sacrifício imediato, e encontrem outro chefe capaz de discernir talento."

Sua função enquanto subordinado é apoiar o seu chefe sempre e não deixar que os superiores dele saibam o quanto é ineficiente. Se você algum dia for abordado e questionado sobre o desempenho de seu chefe, não minta. Mas sugiro que você não o exponha de maneira vil e perversa. Certa vez aconselhei um alto executivo cuja reputação estava sendo posta em cheque. Inúmeras vezes ele havia sido flagrado falando abertamente sobre as vulnerabilidades de seu superior imediato, como falta de liderança, distanciamento de seus principais colaboradores, recusa a fazer coaching com a equipe e desprezo ao feedback. Raramente elogiava os trabalhos feitos por seus subordinados. Não demorou muito para que todos esses comentários chegassem aos ouvidos do presidente de sua organização. Como consequência, ele foi pouco a pouco sendo marginalizado do centro do poder.

Em uma de nossas sessões de coaching executivo, eu fui incisivo ao dizer que ele falava demais e não deveria se expor da maneira como estava fazendo. Não era preciso amar o seu presidente, mas respeitá-lo era fundamental. Recomendei que discutisse com ele de maneira privada e abertamente tudo aquilo falava sobre ele em público. Afinal, se deseja ver mudanças no comportamento dele, por que você não o ajudava a se libertar desses fatores de descarrilamento? Em seguida, fiz uma pergunta dura: "Afinal, se você é tão bom quanto afirma ser, por que você não está no lugar dele?"

Caro leitor, não existem chefes perfeitos. Todos nós temos o nosso lado obscuro. Portanto, o melhor mesmo é compreender que não ganharemos absolutamente nada ao apontar o nosso dedo contra os defeitos dos outros. Portanto, recolha o seu dedo acusatório e olhe para dentro de você a fim de saber por que deseja denegrir a reputação de seu chefe. É bom frisar que se você não é um bom subordinado hoje, não será um bom chefe amanhã.

Não importa se você trabalha em uma empresa sem fins lucrativos, órgão governamental, organização religiosa, empresa privada ou pública, familiar ou de capital aberto. Há sempre uma sessão política sendo realizada em algum lugar, seja na sala do conselho de administração, na suíte presidencial ou na cafeteria. Política não é apenas uma questão de manipulação como muitos profissionais acreditam ser. Consiste em usar o poder eficazmente para promover ideias, causas, mudanças e, sobretudo, pessoas. Jeffrey Pfeffer, autor renomado e professor universitário norte-americano, define o poder como a capacidade de fazer as coisas por meio das pessoas. Seguir as regras implícitas de exercício do poder lhe permitirá fazer manobras rápidas na empresa para obter recursos escassos, aprovação de projetos estimados e promoções, o que acelerará sua habilidade de avançar rapidamente em sua carreira.

AS VULNERABILIDADES DE UM PROFISSIONAL

Gostaria agora de convidá-lo a fazer um teste para avaliar o seu grau de inteligência política. Está disposto? Então avalie as afirmativas a seguir e responda "Sim" ou "Não" para cada uma delas caso concorde ou não. Anote suas respostas.

1. Eu tenho uma rede de relacionamento em minha organização cujos membros exercem grande influência nela.

2. Eu me posiciono na minha empresa a fim de criar oportunidades e tirar proveito delas.

3. As pessoas na empresa me veem como um profissional influente e que sabe negociar com grande habilidade.

4. Eu administro os conflitos internos em minha organização de maneira competente.

5. Eu empreendo minhas atividades sem gerar conflitos com outras pessoas.

6. Eu me considero uma espécie de diplomata corporativo — aberto, flexível, acessível, colaborador, bom ouvinte e que cultiva bom relacionamento em todos os níveis hierárquicos.

7. Eu procuro me antecipar às necessidades e solicitações de meus superiores.

8. Eu apoio o meu chefe em todas as suas decisões, mesmo quando difiro dele em alguns pontos.

9. Eu conduzo o meu trabalho de acordo com as exigências e políticas de governança da minha empresa.

10. Eu leio com sabedoria o ambiente interno de minha organização e o bom ou mau humor de meu chefe, pares e subordinados.

11. Eu me considero um profissional sensível às necessidades de todos em minha organização.

12. Eu tenho uma fotografia acurada de meus pontos fortes, vulnerabilidade e necessidades de treinamento e desenvolvimento.

13. Eu me esforço para causar uma primeira impressão sadia e forte.

14. Eu não desperdiço tempo discutindo coisas negativas e foco as positivas e construtivas.

NÃO AGIR POLITICAMENTE 119

15. Eu reconheço os meus erros e procuro corrigi-los imediatamente e não sou o tipo de pessoa que procura culpar as outras pessoas pelos meus erros e equívocos.

16. Eu procuro me adaptar ao estilo gerencial de meus superiores diretos. Não importa o seu estilo de gestão, se ditatorial, intervencionista, burocrático ou consultivo.

17. Eu não perco o meu bom humor diante dos problemas por mais complexos que sejam.

18. Eu procuro manter meu chefe permanentemente atualizado sobre tudo o que acontece em minha área de trabalho — seja positivo ou negativo.

19. Quando eu desejo apresentar uma nova ideia aos meus superiores, penso muito não apenas no que vou dizer e como vou dizê-lo.

20. Eu procuro construir alianças estratégicas em minha organização.

21. Eu já li os livros mais importantes que tratam sobre política nas organizações.

Se em 90% das afirmativas você assinalou de forma afirmativa, tem grandes habilidades políticas. Parabéns! Se, ao contrário, ficou abaixo desse índice, precisa rever sua postura, o comportamento, a maneira de agir e de falar e a forma como se relaciona com as pessoas. Você precisa imediatamente aprender a fazer o jogo político existente hoje na empresa na qual trabalha. Caso contrário, sairá cedo ou tarde com o discurso já tão desgastado de que não lhe deram uma oportunidade e que o seu chefe é o responsável pelo seu descarrilamento e fracasso profissional. Liderar nos dias atuais é um exercício extremamente complexo. Você fatalmente necessitará da habilidade de influenciar pessoas a fim de que elas façam aquilo que você deseja. Liderar é influenciar, inspirar, educar, transformar pessoas para o bem, torná-las melhores em tudo, inclusive no que elas são, representam e fazem.

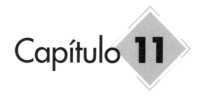

Capítulo 11

NÃO ELABORAR UM PLANO DE AUTODESENVOLVIMENTO

"Quem, de três milênios,
Não é capaz de se dar conta
Vive na ignorância, na sombra,
À mercê dos dias, do tempo".

Johann Wolfgang von Goethe (1749–1832)
Poeta e novelista alemão

A sociedade e a empresa moderna tornam-se cada vez mais turbulentas, paradoxais, complexas, competitivas e velozes. O metrônomo está marcando cerca de quatro vezes mais rápido do que costumava marcar, e os ciclos de vida encolheram, como observou, apropriadamente, Ed Heresniak, consultor norte-americano de Boston, citado pelo Wall Street Journal em maio de 1999.

Hoje, os padrões de referência são constituídos pela tecnologia em todos os campos do conhecimento humano, pelo predomínio do trabalho intelectual e criativo dos indivíduos, por uma epistemologia denominada pelo renomado economista Joseph Schumpeter de "dynamic disequilibrium" e "creative destruction", pela dimensão global dos problemas e de suas possíveis soluções, pela difusão de valores andróginos e recusa das ideologias e pela busca irrequieta de sincronia entre vida pessoal e carreira profissional, entre outras singularidades.

Essa nova sociedade e suas organizações, baseadas no conhecimento e na tecnologia da informação, têm cultura própria e distinta. Seus valores emergentes, diferentes ou, sob determinados aspectos, são opostos aos valores até bem pouco tempo cultivados e reverenciados na sociedade industrial, como observou o professor de sociologia Domenico de Masi em seu trabalho *IL Futuro Del Lavoro*, publicado em 1999.

Até mesmo do ponto de vista familiar, a natureza da autoridade mudou de rosto, como escreveu Françoise Kourilsky-Belliard em *Du désir au plaisir de changer*, 1955: "A autoridade não mais se resume ao fato de comandar ou ditar, mas de saber como motivar, como mobilizar e como orquestrar. Essas novas dimensões da autoridade e da participação requerem uma nova percepção do outro, um mundo diferente de compor com esse outro que manifestará nossa aptidão mútua para valorizar, utilizar e desenvolver nossos respectivos recursos humanos."

A fluidez de nossa época se enquadra de forma adequada na observação feita e descrita seis séculos antes da Revolução Industrial do século XVIII, pelo monge inglês Serlon de Wilton (século XII), *Poésie latine...* H. Spitzmuller, págs. 577–579, ao exercer seu inconfundível talento poético:

O mundo passa fugindo como o tempo, como o rio, como a brisa,

O mundo passa, o nome passa rápido, o mundo com o nome,

Mas mais rápido que o nome do mundo, o mundo passa...

Nada existe no mundo a não ser que o mundo passa...

O mundo passa; lança o que passa, o mundo passa...

Não basta apenas se adaptar. É preciso aprender a visualizar o futuro e preparar-se para ele. Em uma sociedade em que a evolução é cada vez mais acelerada e complexa, a arte da previsão deve dar lugar à da prospecção, a fim de responder às novas exigências das empresas, dos indivíduos e das carreiras. Desenvolver uma carreira de sucesso nesse ambiente — contraditório, inconsistente, repleto de armadilhas, sujeito a mudanças bruscas e repentinas e, também, a oscilações frequentes em sua temperatura psicológica — não é tarefa fácil e nem confortável. Ao contrário, é tarefa complexa, árdua e que exige adaptações constantes, flexibilidade, comprometimento com a aquisição diária de novos saberes e o desprendimento para aprender a desaprender.

Infelizmente, mesmo diante de sinais tão fortes e poderosos, encontramos no seio de nossas organizações muitos profissionais que não se prepararam adequadamente, o que pode torná-los obsoletos e jogá-los para fora do mercado de trabalho. O mais comum é encontrar pessoas talentosas, mas que não leem, não pesquisam, não estudam, não criticam com conhecimento e inteligência e navegam em um mar de mediocridade e de jargões extraídos da cultura norte-americana.

Costumo comparar a carreira executiva à uma teia de aranha que se estende ou se rasga com grande facilidade. Fugaz e frágil, seus players não podem colocá-la em posição de segurança em nossos dias, uma vez que nosso tempo se caracteriza pela impermanência e insegurança de todas as coisas — tudo flui o tempo todo, pregava Heráclito (século VI a.C.).

Em tempos de mudanças rápidas e drásticas, são os aprendizes que herdam o futuro. Aqueles que já aprenderam estão equipados para viver em um mundo que não existe mais. Aprender é como uma perseguição, na qual, quando você não consegue alcançar a meta, teme perder o que já ganhou até aqui. Você nunca deve parar de buscar novos conhecimentos, de se manter atualizado sobre sua profissão, o mercado e os novos desafios. Mantenha-se sempre em movimento. O aprendizado é um processo que nunca termina.

A violência das transformações ocorridas nas duas últimas décadas e as preocupações delas resultantes que inquietam empregados nos dias atuais podem ser observadas por meio da leitura da pesquisa conduzida por Nick Winkfield, dirigente da Whirthlin Worldwide na Europa. Segundo ele, as questões com as quais os gerentes de nível médio — sobreviventes da reengenharia — mais se preocupam todo dia, a caminho para o trabalho, ou dele retornando são:

- Sobrevivência no emprego. É o tema que ocupa o primeiro, segundo e terceiro lugares.
- Segurança financeira. Como pagar as despesas se vier a perder o emprego?
- Medo de novo processo de reengenharia e do sofrimento dele decorrente.
- Enxugamento da estrutura organizacional que acarreta o excesso de trabalho. Um indivíduo faz o trabalho de três.
- Preocupação com a solução de problemas sem a devida preocupação de resolvê-los de maneira realmente criativa e competente.
- Identificar meios de evitar riscos. Não cometer erros e nem se tornar visível.

Todos, sem exceção, têm ainda e em comum, em maior ou menor grau, as preocupações seguintes:

- Saudade dos velhos bons tempos. O nosso ambiente de trabalho mudou muito.
- Incerteza quanto ao futuro: "Devo manter meu emprego?"
- Medo do desconhecido: "O que essas mudanças todas significam?"
- Prevenção contra o novo: "Isso não funcionará em nossa empresa."

AS VULNERABILIDADES DE UM PROFISSIONAL

- Resistência ao novo superior: "Por que não fizeram um aproveitamento interno?"

- Ressentimento com a perda da identidade/status: "Eu não trabalhei aqui durante vinte anos para ser tratado desse jeito."

Charles Handy, professor, escritor e renomado consultor britânico, em seu livro *The Age of Paradox*, 1994, pág. 14, ao discorrer sobre essa nova realidade vivida por profissionais do mundo inteiro, escreveu: "Pode ser como andar em um bosque escuro em uma noite sem lua. É uma experiência assustadora. Todo senso de direção está perdido; árvores e arbustos se aglomeram em você; onde quer que você pise, você esbarra em outro obstáculo; todo ruído e farfalhar é ampliado; Há um cheiro de perigo; parece mais seguro ficar quieto do que se mover..."

O mais triste e doloroso na análise dos dados da pesquisa acima citados é que em nenhum instante esses mesmos profissionais expressaram qualquer sentimento de inadequação ou mesmo reivindicação sobre a necessidade de novos e maiores investimentos em autodesenvolvimento técnico, gerencial ou mesmo comportamental, em face das novas exigências da sociedade e das empresas modernas. Ao contrário, as reivindicações geralmente feitas são de outra natureza: maiores salários, oportunidade para equilíbrio entre trabalho e vida pessoal e a sensação de que seu futuro está seguro.

A atitude de um incontável número de empregadores no que se refere a investimentos no desenvolvimento de colaboradores não é muito diferente daquele encontrado nos empregados. Pesquisa conduzida por Cap Gemini Ernst Young com 10.339 profissionais indica que apenas 27% de seus empregadores estão preparando-os para um futuro promissor (Mike Johnson, *Winning the people war*, 2004).

Para muitos empresários, investimentos em desenvolvimento em capital intelectual representa apenas custo. Portanto, que tentem a ignorância e vejam o alto preço que terão de pagar por tamanha cegueira. O atraso mental e científico do Brasil é fruto de parte de suas instituições dessa cegueira crônica. Na economia globalizada, onde o conhecimento, a informação e a qualidade dos profissionais são vitais para a vantagem competitiva das empresas e das nações, essa realidade representa uma ameaça em potencial ao desenvolvimento e ao progresso dos indivíduos e das nações.

NÃO ELABORAR UM PLANO DE AUTODESENVOLVIMENTO 127

O jurista Rui Barbosa, ao tratar sobre a importância da educação, escreveu: "As nações mais decaídas têm esperança de reabilitar-se, quando, entre os seus homens de Estado, não mirrou de todo essa raiz do sentimento da pátria, que se abraça à causa da educação como ao princípio miraculoso da regeneração dos povos empobrecidos, arruinados, exaustos, desorganizados pela opressão, pela miséria e pela guerra" (*Obras Completas*, Vol. XVI, Tomo VI, pág. 100). "Entre todas as obras pias, nenhuma se compara em piedade à criação de uma escola. Mais humano e cristão é premunir contra o mal os nossos semelhantes, ascendendo-lhes no espírito o facho da educação, que instrui, consola, melhora e fortalece, do que deixá-los pensar na cegueira primitiva, reservando-nos para oferecer mais tarde aos inválidos o grabato do hospital, ou impor aos rebeldes a moralização cruciante da penitenciária."

O Brasil, como nação, já paga altíssimo preço pelo desprezo com que sempre tratou a educação de seus cidadãos. Os dados estatísticos falam por si mesmos — somos a 74ª nação do mundo no item sobre desenvolvimento humano. Além disso, desperdiçamos 5% do Produto Interno Bruto (PIB), ou US$25 bilhões, por conta da burocracia do setor público. Possuímos uma das piores burocracias do mundo, comparada, em alguns quesitos à de Serra Leoa ou do Haiti (*Valor Econômico*, 24 de agosto de 2004, pág. A 2).

Nossos "iluminados dirigentes" insistem em apontar e atribuir essa dramática e macabra realidade a forças externas, como se elas fossem as responsáveis por esse crônico subdesenvolvimento. Tivemos um Presidente da República que se vangloriava de não ter estudado e de, naquele momento, ocupar a presidência… e de não precisar dominar o idioma inglês para falar com autoridades estrangeiras. E o mais doloroso: não sabe falar corretamente seu próprio idioma nem conhecer a geografia do Brasil: "O Brasil só não faz fronteira com Chile, Equador e Bolívia", disse ele certa vez. Que exemplo de ignorância para as novas gerações!

Não se pode menosprezar o consenso universal, relacionado às competências e qualificações características de um líder: ter intelecto elevado, destreza e outras qualidades sofisticadas da mente; ser capaz de simular dignidade, ainda que não a possua, ter julgamento sólido; saber avaliar a medida das coisas, ter mente fértil em expediente, de modo a afastar suavemente as dificuldades por ele encontradas no cumprimento de seus deveres; ter presença de espírito, a fim de encontrar uma resposta rápida e significativa mesmo para surpresas imprevistas — e, mediante essas respostas judiciosas, ser

AS VULNERABILIDADES DE UM PROFISSIONAL

capaz de se recuperar após um deslize; ter humor sereno, natureza tranquila e ser paciente, sempre pronto a ouvir com atenção àqueles que cruzarem seu caminho; manter um discurso aberto, genial, agradável e com maneiras fáceis e graciosas (François de Calliéres, *How to Negotiate With Princes)*.

Ao longo da minha trajetória profissional como consultor de carreiras, sou obrigado a confessar que foram raros, muito raros mesmo, os profissionais que — independentemente de seu nível hierárquico — elaboraram, por livre e espontânea vontade, um plano de autodesenvolvimento e o perseguiram de maneira disciplinada e persistente. Em geral, todos obedecem ao mesmo comportamento — delegam à área de recursos humanos a responsabilidade por seu desenvolvimento. Infelizmente, essa não é a conduta esperada de um profissional que deseja obter sucesso na carreira, em que pese sua importância na empresa. O autodesenvolvimento é de natureza individual. Afinal, são raras as empresas que preparam seus colaboradores para o mercado de trabalho.

Somente quando são confrontados com a demissão inesperada é que sentem o mundo desabar a seus pés e percebem que suas qualificações não são totalmente adequadas para o novo ambiente das organizações e do trabalho. E aí, pressionados por inúmeras vulnerabilidades, correm desesperadamente — quando correm — em busca do tempo perdido, como o aprendizado de um novo idioma, a preocupação com a leitura, um curso de pós-graduação, a ampliação da rede de relacionamentos, etc.

As desculpas alegadas revelam, quase sempre, superficialidade e falta de visão estratégica. Diariamente ouço uma lista de desculpas, que quase sempre seguem o seguinte discurso:

- "A empresa consome todo o meu tempo."
- "Estou tão cansado quando volto para a casa à noite que não tenho nenhuma disposição para apanhar um livro e começar a lê-lo."
- "Vou ouvir esses consultores renomados, porém não aprendo nada de novo — é a mesma palestra todos os anos com algumas histórias diferentes."
- "A empresa não tem um programa anual e consistente de desenvolvimento para seus profissionais."

Desculpas... desculpas... desculpas... Procuro mostrar a quem vem com esse discurso pronto o malefício que esse tipo de postura lhe acarretou. Sempre que interrogo meus interlocutores em processo de outplacement ou de coaching sobre investimentos na autoformação, percebo que eles se põem na defensiva e se sentem em situação embaraçosa e de desconforto. Em geral, os meios e as ferramentas que utilizavam para alavancar seu desenvolvimento em todas as dimensões da vida eram precários ou inexistentes. Na maioria dos casos, eles se restringiam apenas a alguns poucos cursos, seminários e palestras anuais oferecidos pelas empresas.

São raros aqueles que têm e cultivam hábitos culturais como a leitura diária sobre assuntos variados (filosofia, teologia, psicologia, economia, política nacional ou internacional, antropologia, história geral e empresarial, biografias), visitas a museus, galerias de arte, institutos históricos e geográficos e sites arqueológicos, e conversas com indivíduos cultos, entre outros canais transmissores de cultura e sabedoria humana. Visite as empresas, nacionais e multinacionais, e logo descobrirá que a sua maioria não tem sequer uma boa biblioteca. E quando um profissional é apanhado lendo durante o expediente de trabalho é logo repreendido. Que repudiável ignorância é essa de recriminar a iniciativa de quem dedica alguns minutos do expediente normal de trabalho à leitura ou à pesquisa.

Como seria culturalmente sadio que nossos executivos incentivassem em suas organizações a criação de bibliotecas, círculos de estudos e pesquisas e fomentação da cultura à semelhança dos japoneses pós-revolução Meije. Investimentos nessa área não são tão onerosos e contribuem para o desenvolvimento intelectual. Alargam os horizontes e permitem que os interessados estudem e debatam os mais diversos assuntos — novas tecnologias e processos industriais, desenvolvimento de executivos globais, experiência em negócios internacionais, ingresso em novos mercados, concorrentes mais importantes, oportunidades de expansão em mercados estagnados, gestão empresarial, planejamento e visão estratégica, gestão humana e psicologia organizacional, política empresarial e economia nacional, marketing de alta visibilidade, ética e governança corporativa em um país dominado por corrupção e desperdício e incapacidade administrativa.

130 AS VULNERABILIDADES DE UM PROFISSIONAL

Para compreender qualquer tipo de informação nova — seja ela um relatório financeiro, um simples manual de eletrodomésticos ou uma nova receita -, o indivíduo precisa passar por certos processos e preencher determinadas condições prévias, como observou Richard Saul Wurman, em *Information Anxiety*.

Em primeiro lugar, deve ter algum interesse em receber a informação; em segundo lugar, descobrir a estrutura ou o arcabouço em que ela está ou deveria estar organizada; e em terceiro lugar, relacioná-la a ideias que já compreenda. Por fim, deve examiná-la sob diferentes perspectivas para poder possuí-la ou entendê-la. Mas o pré-requisito essencial para a compreensão é ser capaz de admitir a sua ignorância quando não entender alguma coisa.

A capacidade de admitirmos que não sabemos algo é libertadora. Quando puder admitir a ignorância, perceberá que, não sendo propriamente um êxtase, ela é um estado ideal para se aprender. Como dizia Zixia, *Os Analectos*, 19.4 e 6, "até as disciplinas inferiores têm seus méritos. Expande tua aprendizagem e mantém-te fiel aos teus propósitos; questiona rigorosamente e medita sobre as coisas que se encontram à mão: assim encontrarás a plenitude de tua humanidade". Portanto, quanto menos preconceitos você tiver diante de um assunto e quanto mais à vontade se sentir em relação ao não saber, mais aumentará sua capacidade de compreender e aprender. Daí a observação de Jean-Jacques Rousseau (1712–1778), filósofo francês, em *Émile ou De L'Éducation*: "É um imenso inconveniente ter mais palavras do que ideias e saber dizer mais coisas do que pode pensar."

Todos nós sabemos que é pura insensatez confiar a condução de uma empresa ou de uma nação a um amador sem experiência e sem cultura, a menos que tenha dado mostras evidentes, em alguma outra esfera da vida, das qualidades e dos conhecimentos necessários para a prática da gestão empresarial ou governamental.

Em uma economia globalizada, onde a única certeza é a incerteza, a fonte propulsora e duradoura da competitividade de indivíduos, empresas e nações é o conhecimento. Salomão, intelectual judeu e um de seus mais renomados líderes políticos, amparado em longa experiência, nível de conhecimento e cultura, 2.700 anos antes de Peter Drucker, o maior pensador da administração moderna, escreveu sobre o valor inestimável do "knowledge worker": "Feliz o homem que acha sabedoria, e o homem que adquire conhecimento; porque melhor é o lucro que ela dá do que o da prata, e melhor a sua renda do que o ouro mais fino. Mais preciosa é do que pérolas, e tudo o que podes desejar não é comparável a ela. O alongar-se da vida está na sua mão direita; na sua esquerda, riqueza e honra. Os seus caminhos são caminhos deliciosos, e todas as suas veredas, paz. É árvore de vida para os que a alcançam, e felizes são todos os que a retêm" (*Provérbios* 3.13–18).

As organizações vencedoras e os profissionais bem-sucedidos são aqueles que permanentemente criam, absorvem, adaptam, aprimoram, transferem e aplicam novos saberes em suas atividades profissionais. As razões para este nível de comprometimento de busca incessante e a aplicação de novos conhecimentos são óbvios: o mercado e suas exigências mudam a cada dia e seus players se tornam também cada vez mais seletivos e exigentes — esperam por produtos de melhor qualidade, confiabilidade e preço. Novas tecnologias proliferam não apenas em centros de pesquisa, instalados em grandes universidades, mas também em organizações de diferentes setores. Produtos tornam-se obsoletos da noite para o dia. Novos concorrentes surgem inesperadamente com estratégias agressivas, orientados à satisfação das necessidades do mercado, criativos e preparados para comercializar sua linha de produtos de maneira original e de fixar na mente do consumidor a logomarca que os identifica. Por fim, constata-se verdadeira guerra global de caça ao talento humano, em face de sua indiscutível escassez.

A carência de talento humano não é, obviamente, novidade em nosso país. Falta-nos quase tudo no campo do desenvolvimento científico e na expansão do conhecimento. Esse mal nos persegue desde os dias do descobrimento e é, em grande parte, responsável, entre tantas coisas, pelo nosso atraso em relação a outras nações desenvolvidas, por nossa ineficiência, subdesenvolvimento, improdutividade, burocracia, desperdício e corrupção.

Nossa economia está estagnada há mais de 20 anos — praticamente uma geração perdida. Nossa classe média está a cada dia mais empobrecida. Nossos serviços públicos são quase sempre caóticos ou inexistentes. Nossa infraestrutura é inadequada e vive sob ameaça de colapso aos primeiros sinais de expansão econômica. Nosso ensino se deteriora de maneira assustadora e a passos largos. Tudo nos leva a crer que nossas escolas fazem de tudo um pouco, menos ensinar.

Essa realidade tem profundo impacto na sociedade brasileira. Mais de 80% dos candidatos que fizeram exame na Ordem dos Advogados, por exemplo, são reprovados. Mais da metade dos novos formandos que saem das

132 AS VULNERABILIDADES DE UM PROFISSIONAL

faculdades de Ciências Contábeis não consegue passar no exame de suficiência, exigido pelo Conselho Regional de Contabilidade. No âmbito do Conselho Federal de Contabilidade, o problema se repete, com reprovação maciça nos exames de acesso, segundo Nourival Resende, Presidente do Conselho Regional de Contabilidade de Minas Gerais. Um dos maiores grupos privados do país, ao anunciar a abertura do processo para o seu programa para trainees recebeu cerca de 64 mil currículos de candidatos, dos quais apenas 64 foram contratados. O Programa Fantástico, da Rede Globo de Televisão, apresentou à nação uma quadrilha com ramificações em todo o território nacional que vendia gabaritos de provas para o vestibular de Faculdades de Medicina. O preço do "produto" variava entre R$15 e R$100 mil reais. Por fim, uma empresa multinacional de origem alemã, em estudo conduzido em nível mundial, inclusive com profissionais brasileiros, diz: "O executivo brasileiro é ótimo para obter resultados de curto prazo, mas precisa melhorar muito em visão estratégica."

É sabido que em uma nação cujos líderes não têm visão estratégica e de longo prazo, o povo fatalmente perecerá. O sábio considera mais o todo do que as partes. O homem pequeno considera mais as partes do que o todo.

É uma realidade inquestionável: em um passado ainda recente, os alunos estudavam para se aperfeiçoar e se distinguir da grande massa dos indivíduos. Hoje, muitos estudam apenas para impressionar, turbinando o curriculum vitae. Eis aí a mais nociva das armadilhas profissionais. Liam Fahey, professor da Cranfield School of Management, disse certa vez: "A coisa mais perigosa para uma empresa, hoje em dia, é um pós-graduando recém-qualificado com um lap top cheio de softwares — ele simplesmente não conhece o suficiente para tomar as decisões certas."

Como todos sabemos, o objetivo da educação não é encher a mente dos indivíduos com informações e dados desconectados e sem nenhuma utilidade prática, mas promover o desenvolvimento do ser humano em seu todo, principalmente em sua capacidade de julgamento crítico. Sem essa visão, o ensino se reduz ao mero culto de frases feitas e chavões gerenciais, tão em moda em nossas empresas.

O inventor Thomas Alva Edison, em *Eles não querem pensar*, afirmou: "O homem que não cultiva o hábito de pensar desperdiça o maior prazer da vida. Não apenas perde o maior prazer, como não consegue aproveitar o máximo de si mesmo. Todo o progresso, todo o sucesso, floresce do pensamento." Estudar sem pensar é fútil. Pensar sem estudar é perigoso, ensinava Confúcio.

Na antiguidade grega, segundo Jean-Yves Leloup, "a filosofia não constituía uma busca especulativa e limitada à erudição, mas uma arte de viver e um exercício espiritual. O progresso do aluno — eis o que, por exemplo, é garantido por Epicteto — não se limita ao número de páginas de Crisipo que ele tenha lido e compreendido, nem à pobreza de seus comentários, mas à maneira como consegue, aos poucos, não só manifestar sua vontade e desejo de forma diferente, mas também organizar seus projetos e disposições em conformidade com as palavras que servem de base para seu estudo e profissão de fé" (*Introduction aux "vrais philosophes" — Lês Péres: un continent oublié de la penseé accidentale*).

Houve um período em nossa história industrial, de Frederic Taylor a Herbert Simon, em que a ordem era: "Palpites não servem. Simples regras empíricas não satisfazem. Podem ajudar, mas o que é necessário para a ordem e o progresso contínuo é o sistema, e o jovem profissional precisa aprender a dominar esse sistema. A extensão de seu domínio sobre o sistema — independentemente do nível em que trabalha — é uma das medidas do crescimento do jovem profissional."

Esta era uma visão maquinicista e cartesiana do conhecimento e das organizações. Portanto, o único conhecimento útil era o formal e sistêmico. Todavia, apesar da importância do saber sistêmico, é fundamental que profissionais tenham outros conhecimentos — linguagem e marketing, literatura e finanças, filosofia e tributação, psicologia e manufatura, arte e música, história e filosofia, etc. Quanto mais conhecimento tiverem desses e de outros ramos do conhecimento humano, mais eficaz será seu trabalho e mais rápido eles crescerão.

Costumo perguntar sistematicamente aos meus clientes se a faculdade em que estudaram os preparou adequadamente para a carreira e para o mundo dos negócios. A resposta, na maioria das vezes, é um sonoro e decepcionante não. Eles não se sentiam preparados para empreender uma carreira executiva de sucesso. De suas respostas, podemos inferir que, durante todo o tempo de faculdade, não foi feito quase nenhum esforço sistemático para se compreender a natureza humana, as relações interpessoais e suas ideias sobre o mundo contemporâneo dos negócios — desafios e oportunidades.

134 AS VULNERABILIDADES DE UM PROFISSIONAL

Ainda assim, quando ingressam no mercado de trabalho a fim de empreender a carreira profissional, é quase certo que terão pela frente atribulações a quase todo momento, por problemas difíceis e inquietantes relativos aos negócios e, principalmente, à equação humana e às personalidades com as quais inevitavelmente se associarão.

A mim não causa surpresa que inúmeros indivíduos que ingressam na carreira executiva se frustrem ou causem danos às organizações em razão do desconhecimento dos seus verdadeiros deveres e das exigências do mercado de trabalho. Venho sistematicamente apregoando em minhas palestras e atividades consultivas que a grande necessidade da empresa moderna neste começo de século, é de filósofos, psicólogos historiadores, sociólogos, homens de letras, teólogos — e não de gerentes. Vale a pena falar sobre cada um desses profissionais e como eles seriam úteis nas empresas modernas:

- **Filósofos**. Jean-Yves Leloup, em obra anteriormente citada, diz que "o verdadeiro filósofo não procede a especulações, mas transforma-se. Seu objetivo não é ter razão ou mudar o mundo, mas transformar-se a si mesmo; e, por esta transformação, encontrar acesso para outro modo de consciência que lhe permita encarar o mundo de uma forma diferente, além de colaborar de um modo mais adequado para seu devir. Portanto, trata de proceder em conformidade com o que diz, fala em conformidade com o que pensa, e pensa de acordo com o que é. Ele ensina com sua atitude pessoal tanto quanto com seu discurso; ele próprio é o 'dito' da sabedoria".

- **Psicólogos**. O bom profissional deve possuir aquela percepção que o capacita a desvendar os pensamentos dos indivíduos e saber, pelos menores movimentos de seus semblantes, quais paixões se agitam em sua alma, pois tais movimentos, não raro, traem os mais experientes executivos. Baltasar Gracián alertava seus discípulos dizendo: "Não se enganar nas pessoas, que é o pior e mais fácil engano. É melhor ser enganado no preço do que na mercadoria. Nem há nada que exija exame mais penetrante. Há uma diferença fundamental entre o entender das coisas e conhecer pessoas, e é uma grande filosofia compreender os caracteres e distinguir os seus humores. Tanto é preciso ter estudado as pessoas como os livros."

NÃO ELABORAR UM PLANO DE AUTODESENVOLVIMENTO   135

- **Historiadores.** Uma educação abrangente constitui fundamento crucial sobre o qual deve erguer as competências práticas de gestores. Que conheçam a história com profundidade, como ensina, François de Colhières, diplomata e secretário de Luís XIV. Que leiam e conheçam as memórias de grandes homens e seus empreendimentos. Sua leitura transmitirá não somente fatos de relevância para o desenrolar da história, mas também uma sensação da verdadeira atmosfera do mundo dos negócios, ajudando assim a formar sua mente, fornecendo-lhes pistas para guiá-los em ocasiões similares com que se defrontarem em sua própria carreira. Daí o provérbio: "Aquele que não conhece a história está condenado a repetir os erros do passado."
- **Profissionais cultos e preparados.** De todos os fatores que constituem o perfil de um bom executivo, as empresas devem preferir o homem letrado a outros que não tenham desenvolvido o hábito do aprendizado contínuo, pois o estudo sistêmico vai lhe conferir uma determinada bagagem. Esta adornará sua conversação e irá muni-lo do contexto histórico necessário em situar suas atividades — ao passo que um profissional desprovido de sabedoria não será capaz de citar nada, além da vitória ou derrota de seu time de futebol ou do último capítulo da novela que assistiu na televisão.
- **Teólogos.** É preciso cuidar não apenas do corpo, da mente e do bolso dos indivíduos, mas da alma também. Cuidar do corpo de alguém é estar atento ao sopro que o anima — é ressuscitá-lo, erguê-lo, colocá-lo sobre seus pés e fazê-lo andar, como ensina a sabedoria judaica. Cuidar da alma significa liberá-la de preconceitos, complexos, sentimentos negativos e odiosos como a inveja, o ódio, a mágoa, a raiva, a ganância desmedida, a arrogância, etc. Teólogos desejam discutir ética e valores, que devem ser a razão existencial dos homens, e, sobretudo, inspirar nos indivíduos a prática de uma liderança confiável, libertadora, altruísta, sensível, flexível, inspiradora e movida por sentimento de "calling" — específico ou geral. Em época de grave crise ética, o teólogo é o melhor conselheiro, visto que poderá ser o mais forte aliado do CEO ou dos líderes de uma organização em questões morais e éticas.

136 AS VULNERABILIDADES DE UM PROFISSIONAL

Os gerentes, em sua maioria, têm conhecimentos limitados e, por demais, específicos. Conhecem metodologia e processos, porém, muitas vezes, são incapazes de compreender o espírito das próprias metodologias e dos processos que gerenciam. Isto é, não visualizam o todo — "veem a árvore, mas não a floresta". Gerenciam sem visão global, como quem usa antolhos. Daí o domínio da burocracia, da rotina massacrante e das organizações assassinas.

O executivo considerado moderno e bem-sucedido raramente encontra tempo para a busca e a conquista da sabedoria. Contenta-se com o pragmatismo imediatista e a ética utilitária que satisfazem apenas a ambições materialistas, monetárias e hedonistas. Essas conquistas, porém, são apenas periféricas; atingem a forma externa, a embalagem corpórea. São, obviamente, incapazes de alcançar a alma e a intimidade interior. Não curam as organizações e muito menos as pessoas.

A verdadeira filosofia para o epicurismo, por exemplo, tinha função terapêutica: "É vazio o discurso do filósofo que não cura nenhuma afecção humana; à semelhança da medicina que não extirpa as doenças do corpo, a filosofia que não cura nenhuma afecção da alma é também completamente inútil." Ou como observou Catherine Chalier: "A erudição e a especulação em si mesmas não suscitam nenhuma mudança no homem."

Creio firmemente que deveríamos atentar para a observação de Claude Lévi-Strauss e Didier Eribon em *De pres et de loin* (*Paris: Jacob*, 1988, págs. 221–222): "Uma sociedade que trata seus jovens como uma entidade separada virá a pagar um terrível preço por essa indulgência imprevidente: é um sinal de que a geração estabelecida perdeu a fé em seus próprios valores e está abdicando de sua responsabilidade. Uma sociedade só sobreviverá se for capaz de transmitir seus princípios e valores de uma geração para a próxima. Quando ela se sente incapaz de transmitir qualquer coisa, ou quando já não sabe o que deveria ser transmitido, ela não é capaz de se manter."

No contexto deste trabalho, a melhor imagem é a descrita por Confúcio, filósofo chinês: "Pessoas capazes são difíceis de encontrar." Que verdade! (*Os Analectos*, 8.20). No caso brasileiro, essa realidade é aguda. Isso não significa que não existam profissionais excelentes no Brasil. Eles existem e em grande número, mas não o suficiente para o tamanho do país e seus desafios neste começo do século.

NÃO ELABORAR UM PLANO DE AUTODESENVOLVIMENTO

É importante que você, amigo leitor, tenha um plano de autodesenvolvimento simples, realista e ao mesmo tempo exequível. Portanto ele deve ser colocado em prática de maneira espontânea e disciplinada e poderá produzir frutos profícuos e duradouros. Eis aqui algumas sugestões que servirão de base para ajudá-lo na elaboração do seu plano:

1. Identifique e especifique todas as suas vulnerabilidades e necessidades de desenvolvimento — não tenha medo de reconhecer algo ou que precisa aprender.

2. Elabore um plano de autodesenvolvimento realista e direcionado para o futuro. Lembre-se que a carreira é propriedade sua, e não da empresa.

3. Procure aprender com os bem-sucedidos e evite as pessoas medíocres.

4. Leia os livros "clássicos" da administração, economia, finanças, marketing, recursos humanos, psicologia, entre outros. Selecione temas relacionados com suas vulnerabilidades a fim de erradicá-las.

5. Estude biografias e autobiografias de profissionais bem-sucedidos em todos os campos do conhecimento humano e aprenda com a experiência de vida deles.

6. Invista em cursos de aperfeiçoamento.

7. Estabeleça metas anuais de aprendizado.

8. Busque feedback diário de fontes diferentes.

9. Associe-se a pessoas inteligentes e cultas.

10. Visualize grandes coisas. Caminhe, porém, passo a passo.

Capítulo 12

O FANTASMA DA NOSSA ERA

"De todos os mentirosos do mundo, algumas vezes os piores são os seus próprios medos."

Rudyard Kipling (1865–1936)

A demissão, não importa a sua natureza e circunstância, provoca no demitido reações e sentimentos negativos, seja ele o presidente de uma grande corporação ou um simples funcionário de uma área operacional. Ninguém está imune aos sentimentos iniciais de choque, insegurança, raiva, ansiedade, culpa e injustiça que geralmente acompanham a demissão. O mais devastador de todos é o medo, nas suas várias formas, manifestações e consequências. O medo provoca um efeito nefasto e trágico no demitido por várias razões:

1º — Ele cria nuvens densas e escuras sobre a realidade, impedindo desta maneira o demitido de ver as coisas de forma clara, objetiva e racional. Nesse ambiente, cerca de 90% dos medos são imaginários. Em boa parte dos casos o demitido se deixa dominar e ser esmagado por forças que ele próprio cria e que poderiam ser neutralizadas — o medo, a autossabotagem, a insegurança. Por outro lado, ele tende a gastar 80% de seu tempo olhando para o passado com saudosismo, se sentindo impotente para mudá-lo.

2º — O medo corrói e, não raro, destrói a autoconfiança e a esperança do demitido. É sabido que onde não existem esses dois sentimentos não pode haver nem presente nem futuro. Sem autoconfiança, o demitido procura se esconder do mercado de trabalho, alegando as mais estapafúrdias justificativas. E, sem esperança, ele deixa de sonhar e se entrega ao imobilismo, em vez de trabalhar duro e inteligentemente pela sua recolocação. É uma espécie de entropia inconscientemente programada. Um dos fatos mais notáveis e mais poderosos da natureza humana é o de termos a possibilidade de conseguir o que basicamente esperamos. Se passarmos os dias nutrindo a atitude mental de que as coisas não vão acabar bem, com certeza obteremos esse resultado. Se, por outro lado, o demitido desenvolve e mantém uma atitude mental de fé, esperança, expectativa, sonho, crença e trabalho, ele criará condições nas quais todas as coisas boas poderão nascer e frutificar. É importante que, nessa hora, ele encha sua mente de autoconfiança e esperança. Thomas Alva Edison, certa ocasião, comentou "que a razão pela qual a maioria das pessoas não reconhece uma oportunidade quando ela aparece é porque, frequentemente, ela vem vestida em um macacão e se parece com trabalho".

3º — O medo o impede de ver e aproveitar os benefícios que somente a demissão é capaz de proporcionar. Essa atitude me faz lembrar um episódio vivido por um jovem alpinista que excursionava com um guia mais velho e experiente por uma região com montanhas e cobertas de neve. Ao amanhecer, o jovem acordou assustado, pois despertara com um grande estrondo, como o de uma grande explosão. Naquele instante, aterrorizado, ele pensou que o mundo ao seu redor estava se acabando. O guia, homem afeito aos caprichos e espetáculos proporcionados pela mãe natureza, percebendo o medo estampado na face do inexperiente alpinista, disse-lhe: "Este barulho que você ouviu, meu jovem, é o do gelo estalando, quando atingido pelos raios do sol. Não é o fim do mundo — é apenas o raiar de um novo dia." Muitas vezes, o demitido julga e encara a demissão como se essa fosse o fim de tudo aquilo que ele sonhou ao longo de sua carreira. Nada mais distante da verdade. A demissão é um episódio por demais rico em lições preciosas para ser desprezada e amaldiçoada e também a melhor oportunidade para se iniciar uma nova jornada de maneira consciente, pois reconhecer os nossos limites é começar a nos superar.

4º — O medo limita o potencial do demitido, prejudicando-o em seu esforço na busca do trabalho de seus sonhos. Uma das mais tristes experiências vividas por um demitido é acordar todas as manhãs com o sentimento de que ele não pode realizar seus sonhos e objetivos. Acredita que não tem as competências e qualificações necessárias para atender as necessidades do mercado e que os headhunters não se interessam por profissionais que foram demitidos, entre outros sentimentos enganosos. Nada disso é verdade. É neste momento de falência psíquica que você deve pensar com profundidade nas palavras de Ralph Waldo Emerson: "Nossa força nasce da nossa fraqueza." Somente após sermos espetados e feridos e dolorosamente atingidos é que a indignação acorda e se arma de forças secretas. Um grande homem sempre deseja ser pequeno. Enquanto ele se senta confortavelmente em um colchão de vantagens, ele adormece. Todavia, quando ele é empurrado, atormentado, derrotado, ele tem a oportunidade de aprender algo; ele foi coloca-

O FANTASMA DA NOSSA ERA   143

do sob o domínio de sua razão e natureza humana; ele obteve informações; aprendeu através de sua própria ignorância; foi curado da insanidade de seus preconceitos; e adquiriu moderação e habilidades reais."

Se o medo é tão prejudicial ao demitido, quais são os medos mais comumente observados na pós-demissão? Afinal, se não os identificarmos, como poderemos combatê-los e erradicá-los? Com base em minha experiência como consultor de Outplacement, posso afirmar com plena segurança que os medos mais visíveis são:

- **O medo de comunicar abertamente à família a sua demissão.**
  Este sentimento decorre de vários fatores: o demitido não sabe qual será a reação da família quanto a notícia de sua demissão — se de apoio e compreensão ou de julgamento e cobranças. O demitido não deseja naquele instante jogar sobre os membros de sua família sua própria frustração e dor. Ao contrário, ele prefere sofrê-las sozinho. Em outras circunstâncias, o demitido sabe que a simples comunicação de sua demissão será a fagulha que faltava para colocar em chamas o próprio casamento.

  A demissão é assunto muito importante e sério para ser escondido dos membros da própria família. Neste caso, o demitido deve reunir seus familiares — como marido ou esposa e filhos — e informar o ocorrido. Ele não deve esconder nada. Afinal, é nesse momento que necessitará de apoio, carinho, compreensão, equilíbrio emocional e incentivo. Quando esses elementos estão ausentes, fica difícil para se concentrar naquelas coisas que precisam ser feitas ao longo de sua peregrinação — a busca e conquista de seu novo trabalho.

  O diretor de uma importante empresa multinacional me confessou certa vez que quem mais se beneficiou durante todo o processo de sua demissão e outplacement foram os seus três filhos, pois os problemas passaram a ser discutidos em maior profundidade e envolvimento. A união entre pais e filhos se tornou maior. Segundo ele ainda, foi importante vê-los se reposicionarem com relação ao materialismo consumista. Eles deixaram de querer e ambicionar as coisas, mas em saber qual a melhor a hora para persegui-las. Ele e a esposa revisaram muitas de suas posições e valores. Tudo isso contribuiu enormemente para o enriquecimento da família.

144 AS VULNERABILIDADES DE UM PROFISSIONAL

- **O medo de enfrentar um colapso financeiro.**
  Este sentimento decorre do medo de não honrar as obrigações e compromissos assumidos como educação dos filhos, o pagamento do financiamento da casa, do condomínio, da prestação do automóvel, do seguro e até mesmo das necessidades básicas como alimentação, lazer e saúde. Essa é uma preocupação natural. Todavia, é preciso controlá-la por meio da elaboração de um minucioso planejamento financeiro familiar e de sua austera observação e execução. Todas as despesas precisam ser reduzidas, principalmente aquelas de natureza supérfluas ou que podem ser deixadas para depois como a troca do carro usado por um zero quilômetro, a reforma da casa, uma viagem de férias, etc. Toda economia é importante e bem-vinda.

Economizar dinheiro, escreveu Charles Dickens em 1864, é uma prática que estimula seu próprio sucesso: "Se você começar a poupar e a continuar a fazê-lo por pouco tempo, passará a ter uma espécie de paixão por essa atividade." O indivíduo que desenvolve o hábito da poupança adquire, ao mesmo tempo, muitos outros hábitos que conduzem ao triunfo sobre as adversidades — autocontrole, a confiança em si mesmo, a coragem, o equilíbrio e a libertação do medo que o escraviza.

Para confrontar e dominar esse medo, sugerimos:

- Reúna sua família à mesa por ocasião do jantar ou em qualquer outro ambiente que julgue mais adequado e discuta o orçamento familiar pormenorizadamente. Nenhuma despesa deve ficar de fora, até mesmo aquelas consideradas invisíveis.

- Identifique quais as despesas da família que podem ser reduzidas ou eliminadas imediatamente. Não perca tempo. Se possível, reduza-as em 30% ou 40%. Não esqueça de obter o apoio e a solidariedade da família. Por outro lado, não se intimide se um membro mais afoito o chamar de mesquinho.

- Ao sair de casa sozinho ou com a família, deixe todos os cartões de crédito e talões de cheques. É proibido gastar.

- Se você recebeu uma boa indenização, aplique-a em um banco de primeira linha após pesquisar a melhor taxa no mercado financeiro. Não deixe dinheiro parado em sua conta. Se não sabe aplicá-lo, procure um especialista de sua confiança.

O FANTASMA DA NOSSA ERA   145

- Não invista seu dinheiro em aplicações especulativas e que prometam ganhos maiores e mais rápidos. Lembre-se que quanto maior o ganho, maior o risco.

- Se desejar constituir o próprio negócio, seja prudente. Não invista mais do que 40% de seus recursos.

- **O medo de ser visto em casa durante a semana pelos vizinhos.**
  Nos dias atuais, a demissão não é desterro. O demitido jamais deveria entrar em pânico pelo simples fato de ser visto em casa todos os dias por seus vizinhos. Em primeiro lugar, você não deve dar satisfação de sua vida pessoal a quem quer que seja. Em segundo lugar, não é seu vizinho quem paga, todos os dias, suas contas. E em terceiro lugar, a demissão é um episódio que, em princípio, afeta apenas você e sua família. Portanto, não diz respeito a seus vizinhos. Esopo, escravo grego que viveu no Século VI a.C., conta em uma de suas fábulas que uma corça perseguida por caçadores chegou à entrada de uma gruta, onde estava um leão. Com medo, ela entrou para se esconder. Quando estava sendo atacado pelas garras e os dentes da fera, ela disse: "Triste destino o meu. Tentei fugir dos homens e terminei nas garras de um animal selvagem." Moral da história: às vezes, o medo de um perigo pequeno termina nos levando a um perigo maior.

Não tema seus vizinhos e não se esconda em sua própria casa. Antes, tema a você mesmo. Saia e mostre sua face. Afinal, quem se interessa por você é quem o vê. Se você precisar da aprovação dos vizinhos, equivale a acreditar que a opinião dele a seu respeito é mais importante do que a sua.

Se a empresa na qual você trabalhou não lhe proporcionar um serviço de Outplacement ao demiti-lo, tome as seguintes providências:

- Defina com sua família seu espaço de trabalho em casa. Certifique-se de que todos — cônjuge e filhos — entendem que esse espaço lhe pertence e que você não pode ficar sendo interrompido a cada instante.

- Estabeleça seu horário de trabalho e cumpra-o religiosamente. Não se esqueça de comunicar a seus amigos, ex-fornecedores, clientes, credores, etc. sobre os horários nos quais eles poderão contatá-lo e encontrá-lo.

AS VULNERABILIDADES DE UM PROFISSIONAL

- Se possível, tenha duas linhas telefônicas em casa: uma para a família e outra para os negócios.

- Vista-se e comporte-se como se estivesse em seu escritório. Não fique de pijamas e não deixe de se barbear diariamente.

- Faça suas ligações pela manhã e, quando possível, as entrevistas à tarde. Retorne todas as ligações recebidas no prazo de vinte e quatro horas. Seja educado e cortês.

- **O medo de ser discriminado.**
  O mercado de trabalho reflete os valores socioculturais da sociedade. Às vezes, ele manifesta seus preconceitos visivelmente — sexismo, racismo, etnicismo — e, em outras ocasiões, camufla-os utilizando-se de mecanismos falsos e comportamentos hipócritas. O demitido, face à sua vulnerabilidade e fragilidade psíquico-emocional, deixa-se dominar pelo sentimento de que será rejeitado no mercado de trabalho. A pessoa acredita que o mercado não contrata profissionais acima de 45 anos de idade, que o profissional que trabalhou muitos anos em uma mesma empresa não é valorizado, que ela está desatualizada (mas quantos verdadeiramente estão?); que não ter MBA a deixa fora da luta por melhores vagas, etc. Não suponha, caro leitor, que sou contra essas exigências. Ao contrário, sou um intransigente defensor do preparo, da cultura e da competência. Todavia, muitas vezes, as empresas dizem desejar contratar um leão, porém lhe oferecem trabalho e ração de macaco.

Há e sempre haverá discriminação nas empresas, apesar das políticas que pregam o contrário. Consciente dessa realidade, o demitido deve se precaver, em primeiro lugar, de sua autodiscriminação, certamente a mais destrutiva de todas. A autodiscriminação cria barreiras imaginárias antes mesmo de o indivíduo se lançar com confiança no mercado de trabalho. Para neutralizar o medo da discriminação, o profissional demitido deve adotar as seguintes estratégias:

- Ter consciência e convicção sobre si mesmo e do que pode realizar para vencer as barreiras criadas por ele próprio ou pelo mercado, procurando, de todas as formas possíveis, fazer com que os recrutadores (headhunters, selecionadores, etc.) enxerguem o que ele tem de melhor em si e a contribuição que poderá dar à organização.

- Devido a vários estereótipos, o demitido tem de clarificar para si próprio seus pontos fortes e limitações a fim de distinguir o que é e o que não é discriminação. Não raro, a discriminação está encravada em seu próprio peito.

- O demitido precisa encarar esse processo como uma partida de tênis, durante a qual o atleta precisa ter o domínio absoluto de cada movimento. Qualquer desvio será fatal. A partida estará perdida. Todo desempregado está em desvantagem. Não pense que você seja diferente dos demais, que procuram por nova colocação. A única pergunta a ser feita nessa situação é a seguinte: qual a desvantagem e o quanto ela revela? A discriminação é uma distração. Portanto, estude cuidadosamente todos os truques do mercado e seus jogadores oficiais. Concentre-se e jogue com total domínio contra as possíveis resistências.

  A sabedoria dos navegadores nos ensina que não podemos fazer parar ou mudar a direção dos ventos, mas podemos ajustar nossas velas. Ajuste, pois, suas velas para o sucesso de sua recolocação. Afinal, só um fantasma se embrulha em seu passado, explicando-se a si próprio com autodefinições e autodiscriminações baseadas em uma vida já vivida. Você é aquilo que escolhe ser hoje, não o que escolheu antes. Escolha ser um campeão.

  É minha convicção que, nesse momento, uma compreensão mais profunda e verdadeira de como o demitido é — seus objetivos, sonhos, limitações, nível de experiência, etc. — o levará a um entendimento honesto daqueles que supostamente o discriminam. Portanto, é crucial que ele seja sempre honesto consigo mesmo. No momento em que o demitido começar se enganar sobre si mesmo, será deflagrado o início de sua decadência profissional.

- **Medo de pedir ajuda aos membros de sua rede de amigos (fazer networking).**
  Tenho presenciado a dificuldade encontrada por muitos profissionais demitidos na hora em que precisam pedir ajuda a terceiros. Muitos nem sequer conseguem falar com espontaneidade e naturalidade ao telefone. É um sentimento pavoroso. Acautele-se quanto ao autoengano. Recentemente, assessorando um superintendente industrial com mais de duas décadas de trabalho na mesma empresa, fiquei surpreso ao vê-lo pálido, com as mãos trêmulas e o semblante desfigurado

enquanto tentava telefonar para alguns profissionais de seu relacionamento a fim de prospectar uma oportunidade de trabalho. Tenho observado que o medo de pedir ajuda, em muitos casos, se origina de fontes diversas. O demitido se considerava um "todo-poderoso" na sua posição — não precisava da ajuda de ninguém. Ele conquistava ou comprava tudo pela força de sua posição. Assim, solicitar ajuda é sinal de vulnerabilidade, fraqueza e fracasso. Ele também teme abordar seus amigos e ser surpreendido com um tratamento frio e indiferente — uma forma disfarçada de lhe virarem as costas. Além disso, o demitido não sabe verdadeiramente como abordar seus colegas de forma racional, objetiva e profissional. Afinal, é uma situação totalmente nova e diferente. Ele nunca precisou pedir ajuda.

Qualquer que seja o motivo gerador desse medo, o demitido tem de trabalhar duramente, a fim de dominá-lo e jogá-lo para bem longe. Quem procura atualmente por um emprego precisa de alguém com quem possa compartilhar seus sentimentos, preocupações, ansiedades e objetivos mais íntimos. Alguém que o escute com paciência, ajude-o de uma forma ou de outra; indique caminhos e alternativas; e faça acender aquela "luz verde" na sua mente.

O mercado oculto de trabalho representa 85% das oportunidades de emprego. Isto significa dizer que o demitido não pode depender única e exclusivamente dos anúncios veiculados em jornais ou mesmo de campanhas de malas diretas. Esses instrumentos são inócuos, viciados e desacreditados.

De todos os veículos utilizados atualmente por profissionais demitidos, a mala direta é o menos eficaz e o mais desacreditado no mercado. Infelizmente, essa é a maneira como muitos demitidos se comportam. Pagam altos valores às consultorias sabendo de antemão que não terão qualquer sucesso na busca por um novo emprego. No íntimo, o que eles desejam evitar é ouvir um sonoro NÃO!

Assim sugiro as seguintes atitudes na hora de fazer contatos em sua rede de relacionamento:

- Procure seus amigos e fale abertamente sobre sua necessidade de obter um novo emprego.
- Ao visitá-los, descreva com segurança sua experiência e objetivos de carreira futura. Muitas vezes, nossos melhores amigos não conhecem

a natureza de nossas atividades. Eles têm apenas um conhecimento superficial. É esse o melhor momento para fazê-lo. Lembre-se: você não está mendigando um emprego ou trabalho, mas colocando sua experiência à disposição de uma organização.

- Periodicamente, telefone para saber o que mudou nas empresas onde eles trabalham desde que vocês se encontraram pela última vez. Uma palavra de advertência: cuidado para não se tornar inoportuno. Seja sábio e prudente sobre a melhor hora de abordá-los. Não crie artifícios e não subestime a inteligência de seus colegas.

- Nunca se esqueça de enviar-lhes uma nota de agradecimento. Isso se justifica: primeiro porque essa é a maneira que pessoas educadas encontram para expressar sua gratidão e, segundo, é também uma forma de você lembrá-los de que ainda está no mercado e que conta com seu apoio nessa fase de transição.

- **Medo de não se recolocar rapidamente no mercado e de não encontrar um trabalho/posição à altura de suas ambições, qualificações e expectativas salariais.**
  O Brasil tem historicamente um elevado índice de desemprego. Essa realidade é fruto de várias circunstâncias: a abertura do mercado interno à competição internacional, a defasagem tecnológica que inviabilizou a capacidade competitiva de muitas empresas nacionais, downsizing, reengenharia, processos de terceirização, a privatização de dezenas de empresas estatais e a automatização de muitos processos de fabricação, entre outras.

Há profissionais que, diante desse quadro aparentemente desolador, entram em pânico e reagem como se tudo estivesse perdido. Não sabem olhar para o futuro, mas insistem em olhar para o passado.

Soube recentemente de dois diretores de conhecidas empresas nacionais que não resistiram à notícia de suas demissões e colocaram um fim em suas próprias vidas — um jogando-se de seu apartamento e o outro disparando um tiro na cabeça. É lamentável que alguns reajam de forma tão negativa e cruel quando tinham tudo para dar certo. Outros há que, diante da realidade do mercado de trabalho, se angustiam e, não raro, entram em um processo depressivo simplesmente porque acham que sua recolocação será demorada, seu salário será reduzido e terão de abdicar de seu status. Ainda há outros que,

150   AS VULNERABILIDADES DE UM PROFISSIONAL

a despeito da realidade econômica do país, vão à luta e encontram inúmeras oportunidades. Eles não se deixaram abater pela adversidade temporária.

A ideia de uma recolocação rápida é distorcida. O processo seletivo de um executivo em uma organização séria leva meses. Portanto, é necessário que o demitido se prepare, psicológica e financeiramente, para uma temporada de caça prolongada. Reconheço, no entanto, que muitas vezes esse processo é concluído com rapidez. Não obstante, ele não deve ser proclamado como regra de mercado, mas como exceção.

Jamais encontrei um profissional preparado, dinâmico, comprometido e atualizado que, a despeito das restrições de mercado, ficasse muito tempo desempregado a ponto de consumir todos os seus recursos financeiros. Como também jamais vi qualquer um deles assumir posições inferiores às que exerciam anteriormente e aceitarem salários mais baixos. Ao contrário, eles sempre saíram para situações mais privilegiadas.

Tenho visto, por outro lado, que as recolocações mais demoradas, em geral, se devem à autossabotagem: narcisismo, imaturidade emocional, atitude pessimista e derrotista, arrogância, inabilidade política e completa falta de energia. Assim, para aqueles que temem e esperam pelo pior, sugiro as seguintes posturas:

- Mude sua forma de pensar, pois, se você acredita que se sentindo preocupado mudará algum acontecimento passado ou criar um futuro melhor, então está vivendo em outro planeta e em um sistema diferente da realidade.

- Administre seu tempo com sabedoria a fim de fazer aquelas coisas que verdadeiramente contam em sua peregrinação. Não perca tempo com preocupações imaginárias. Vá à luta, quando a maioria fica à procura de razões que justifiquem seus insucessos. Ore como se tudo dependesse de Deus, mas não se esqueça de trabalhar como se tudo dependesse de você.

- Assuma a responsabilidade por sua recolocação. Não a confie a quem quer que seja. Trabalhe, todos os dias, com objetivos definidos. Ao final de cada um deles, avalie os resultados obtidos. No caso de obter mais insucessos do que sucessos, não desista. O sucesso é a somatória de pequenos fracassos e adversidades. Em um mundo incerto, não há fórmulas claras de sequência programada de passos que garantam resultados positivos.

- Capitalize sobre seus pontos fortes e não sobre suas limitações, visíveis ou invisíveis. O mundo dos negócios não reverencia aqueles profissionais que não acreditam em si mesmos. Portanto, nunca acredite que você algum dia terá todas as qualificações que o mercado exige.

Tudo muda a cada instante. Nada é estático. A carreira profissional é um fluxo. Assim sendo, o melhor que você pode fazer é continuar se preparando. Se agir assim, as oportunidades inevitavelmente surgirão. Não se apavore, pois muitos não entendem se o mundo está cheio de homens inteligentes fazendo blefe... ou imbecis que acreditam no que dizem.

Todos nós temos medo de enfrentar uma situação diferente, especialmente uma demissão. Todavia, é preciso encará-la com coragem, determinação, consciência, esperança, fé e muito trabalho. Winston Churchill, certa vez, disse: "Se fugimos de algo que temos medo de fazer, o nosso medo se tornará maior. Mas quando tomamos a decisão de enfrentar esse algo, a nossa tensão diminui e ganhamos mais segurança."

Confronte e supere todos os seus medos. Afinal, eles são apenas distrações que o impedem de atingir os seus objetivos — recolocar-se no mercado de trabalho com sucesso. A carreira profissional é ação e paixão. Por isso, procure compartilhá-la com quem quer que seja e aonde quer que vá. Caso contrário, ninguém notará que você está disponível no mercado.

Capítulo 13

NÃO EXPANDIR A SUA MENTE

"Aprenda a olhar o mundo a partir do hemisfério oposto. Pense não só a respeito das suas visões sobre diferentes culturas, alimentos e religiões, mas também — e isto é importante — sobre as visões dos outros sobre você."

Susan Bloch (1946)
Escritora norte-americana
The Global You: Ten Strategies to Operate as an International
Business Player, 2011

Neste último capítulo quero tratar de outras questões que reputo serem da mais alta relevância para todos aqueles profissionais que ambicionam o sucesso em suas carreiras nos dias atuais e no futuro. A complexidade dos negócios e o ritmo das mudanças exigem um aprendizado contínuo, rápido e criativo. Isso equivale a dizer que a adaptabilidade tornou uma condição *sine qua non* para qualquer indivíduo.

Infelizmente tenho encontrado inúmeros profissionais que perderam o rumo de suas carreiras ou foram expelidos do mercado de trabalho simplesmente porque não atentaram para as novas exigências da economia moderna e do mercado globalizado. Mudanças dramáticas podem provocar um sentimento de insegurança e até mesmo de medo. A tendência em mercado globalizado é o enfrentamento da desestabilização ainda mais crítica visto as crises econômicas por um lado negativo e, no aspecto positivo, o incessante crescimento em desenvolvimento de novos saberes e altíssima tecnologia. Os líderes de hoje e do amanhã com certeza enfrentarão inúmeros desafios jamais experimentados por gerações anteriores.

Para tanto, é importante se preparar cada vez mais e também avaliar algumas de suas vulnerabilidades mais latentes e que necessitam de providências imediatas:

- **Falta de capacidade de adaptação rápida a novos ambientes, culturas organizacionais, pessoas, tecnologias, processos e circunstâncias.**
  Se analisarmos friamente o comportamento de muitos profissionais em nossas organizações, independentemente do que fazem ou falam, fica claro que, na maioria dos casos, eles estão satisfeitos com o *status quo*. Não prestam suficiente atenção às maravilhosas oportunidades

e aos assustadores riscos à frente que o mundo moderno lhes impõe diariamente. Eles continuam seguindo os paradigmas e normas do passado, quaisquer que sejam eles: poucas ou muitas horas de trabalho, usar terno ou jeans, foco nos produtos ou nos sistemas, submissão à burocracia burra e às conveniências pessoais.

Esses profissionais se esquecem das lições milenares propagadas por Heráclito de Éfeso (535–475 a. C.), filósofo grego pré-socrático: "Nada é permanente exceto a mudança" e "se não esperas o inesperado, não o reconhecerás quando chegar". Charles Darwin (1809–1882), naturalista britânico e criador da Teoria da Evolução, mais de dois milênios depois de Heráclito, verbalizou um pensamento semelhante quando escreveu: "Não são os mais fortes da espécie que sobrevivem, tampouco os mais inteligentes, mas aqueles que reagem melhor às mudanças." Se esses profissionais não mudarem rápida e radicalmente, estarão preparados para viver e trabalhar em ambiente organizacional que não existe mais.

- **Falta de flexibilidade mental, psicoemocional e comportamental para compreender e atuar em ambientes caóticos, inseguros, imprevisíveis e repletos de riscos e armadilhas de toda espécie.**
  O líder rígido ficou no passado. A rigidez limita a capacidade de lidar com as mudanças e consequentemente com o ambiente de negócios. A rigidez e a limitação intelectual (falta de visão do futuro) são o cerne da resistência da evolução à mudança. Elas são típicas dos teimosos e dos descrentes da ciência e do comportamento adaptativo. O líder inflexível não só se atrofia como também limita o senso de cooperação da equipe que lidera, além de abortar iniciativas e soluções criativas de profissionais mais abertos e dispostos às mudanças.

O mundo moderno, e consequentemente as empresas, não toleram a inflexibilidade e a rigidez em qualquer de suas formas. Tudo é questionável — o melhor produto, a melhor estratégia de negócio, a melhor política de recursos humanos, os mais sofisticados sistemas de controle, a melhor política de comercialização, o melhor sistema de avaliação e de remuneração, etc. Tudo, absolutamente tudo, é passível de mudança, exceto os seus princípios éticos e morais.

Aqueles profissionais que não compreenderem essa nova realidade, não estarão preparados para trabalhar nesse novo e admirável mundo dos negócios. Portanto, ou eles flexibilizam as suas crenças ultrapassadas e comportamentos esclerosados, ou morrerão à beira do caminho. Como apropriadamente observou John P. Kotter, autor de *Nosso iceberg está derretendo*: "Em um mundo em constante mudança e sempre em movimento, a satisfação preguiçosa ou inabalável com o status quo pode criar desastre — literalmente, desastres."

- **Inabilidade para trabalhar em um ambiente empresarial multifuncional e multicultural.**
  As empresas nacionais e multinacionais têm passado por profundas transformações nas últimas décadas — mudança substancial no contrato social de trabalho e no relacionamento entre empresa e funcionários, processos de reengenharia, downsizing, fusões e aquisições, parcerias estratégicas, fabricação de produtos globais, políticas corporativas universais, ascensão das mulheres a postos de liderança em nível local e internacional, política do politicamente correto, diversidade, pluralidade, etc.

- **Falta de mobilidade para se deslocar do hemisfério norte para o hemisfério sul e do hemisfério leste para o oeste. Isto é, estes profissionais não estão abertos e muito menos preparados para fixar residência e trabalhar em qualquer parte do mundo. São profissionais de mentes pequenas.**
  Empreender uma carreira no exterior ou em outra região do próprio país é extremamente desafiador e estimulante. Afinal, o profissional tem a oportunidade de conhecer os costumes e a culinária regional, o modo de vida das pessoas daquela população, o nível cultural e as necessidades sociais e educacionais, entre outras questões. Tenho assessorado inúmeros profissionais que se recusam a aceitar uma proposta de trabalho a duzentos quilômetros de São Paulo. Eles, aparentemente, acham que não há civilização e progresso fora da Capital.

Uma análise, mesmo que superficial, do perfil desses profissionais, mostra que eles não têm conhecimento sobre o seu próprio país. E quando falam sobre outras cidades, o fazem da perspectiva de um turista. Aprecio muitís-

158 **AS VULNERABILIDADES DE UM PROFISSIONAL**

simo um comentário feito pelo Cardeal Richelieu: "Os homens de tipo mais medíocre restringem suas perspectivas aos limites da cidade onde nasceram. Aqueles, porém, a quem Deus proporcionou uma luz maior, não vão dispensar nenhum meio de aprimoramento, que venha de perto ou de longe."

- **Não pensar de maneira verdadeiramente global — sem ares de superioridade, inferioridade ou simplesmente preconceituosa.**
  Os muros que ontem separavam as nações e os homens uns dos outros foram destruídos ao longo das últimas décadas. O Planeta Terra se tornou uma única aldeia com o advento das comunicações instantâneas e dos poderosos satélites que circulam ao seu redor. Todos — ricos e pobres, cultos e medíocres, líderes e seguidores — tomam conhecimento sobre os principais acontecimentos do mundo em tempo real.

O sucesso de uma carreira executiva nos dias atuais depende, em maior ou menor grau, do entendimento que os profissionais têm sobre essas questões e de como eles se ajustam rapidamente às suas exigências. Certamente não é preciso que o profissional tenha igual conhecimento de todos os países e questões que afligem o mundo e as organizações nos diferentes países ou lhes dê a mesma atenção. O importante é compreender visões diferentes do mundo e conceber uma visão multipolar. Afinal, nunca se sabe quando seu conhecimento, sua experiência, sua atitude, seus traços de personalidade e suas qualificações serão convocados a participar do cenário internacional dos negócios. Portanto, o melhor mesmo é que você esteja sempre preparado e antenado para ouvir o chamamento de sua organização para cumprir uma missão no exterior — um "assignment internacional".

Aqui está um exemplo que ilustra de maneira irrefutável a minha exortação. Há oito anos, aproximadamente, conduzi um projeto de coaching para um gestor da área comercial de uma importante empresa nacional do setor de autopeças. Seis meses depois ele foi promovido a diretor comercial, onde permaneceu por dois ou três anos. Posteriormente, ele recebeu convite de uma grande empresa alemã com 173 anos de história do mesmo setor a fim de ocupar posição semelhante no Brasil. Ele aceitou o novo desafio e brilhou de maneira extraordinária em sua nova empresa. Pouco tempo depois veio nos visitar e comunicar que tinha sido promovido à posição de vice-presidente dos negócios da empresa na Europa, Índia e países do Norte da África. Naquela oportunidade perguntei sobre o seu grau de fluência no idioma

NÃO EXPANDIR A SUA MENTE 159

alemão. Ele respondeu que desde o meu primeiro dia na nova empresa tratou de estudar o idioma alemão. Além disso, fez questão que seus dois filhos estudassem em uma escola alemã e que sua esposa também estudasse o mesmo idioma. Segundo ele, essa foi uma das melhores decisões que tomou na vida.

Caro leitor, você nunca sabe quando a oportunidade baterá à sua porta. Portanto, repito: O melhor é que você esteja sempre preparado para aproveitá-la quando ela surgir ao longo de seu caminho. A oportunidade nunca surge para quem não está devidamente preparado. E mesmo que ela apareça, o profissional despreparado nunca vai reconhecê-la.

Para que isso não aconteça com você, amigo leitor, recomendo que se prepare para o novo e os futuros desafios que surgirão ao longo de sua caminhada profissional. Como fazê-lo? Eis algumas dicas:

- **Abra sua mente para o novo e para o disruptivo — aquilo que o abala, que provoca medo, que gera dúvida e que pode fragilizar ou interromper a sua carreira, se nada for feito imediatamente**. Portanto, não se prenda ao passado e muito menos àqueles ensinamentos que perderam a sua validade há muito tempo. René Descartes (1596–1650), filósofo francês e fundador da filosofia escreveu: "Tomei a decisão de fingir que todas as coisas que até então haviam entrado na minha mente não eram mais verdadeiras do que as ilusões dos meus sonhos."

  O profissional bem-sucedido nos dias atuais é aquele que está sempre disposto a jogar no cesto de lixo os pensamentos, ideias, comportamentos, atitudes e ações que não se coadunam mais com os novos tempos em que vive e muito menos contribuem para o avanço de sua carreira.

- **Transforme a sua mente e passe a pensar e agir de maneira global.** A globalização já existe há milênios — desde a civilização Harappan, no Vale do Rio Indo (4.000 a.C.), passando pela civilização grega e romana (1000 a.C.), até as grandes explorações do século XV. No entanto, é surpreendente descobrir que muitos profissionais ainda enfrentam o desafio de uma orientação e cultura global, especialmente agora que a tecnologia permite que eles se comuniquem a qualquer momento com quase todas as partes do mundo.

Reconheço que não é fácil cultivar uma mente global quando fomos educados em uma sociedade inculta, provinciana, limitada e cheia de preconceitos contra nações estrangeiras. No entanto, todos aqueles que aspiram uma carreira de sucesso em empresas globais terão de se esforçar para superar todos os tipos de preconceito a respeito de costumes, etiqueta social, religião, política, legislação, comida, sistema educacional e do *modus operandi* de trabalho e de fazer negócios.

- **Aprenda a falar dois ou três idiomas.** Infelizmente tenho encontrado muitos profissionais que ainda hoje não aprenderam um segundo ou terceiro idioma. As desculpas que alegam são sempre as mesmas: "Na minha empresa não usávamos o inglês"; ou "Eu tenho muita dificuldade em aprender outro idioma"; ou ainda "A empresa não financia cursos de inglês para os seus colaboradores". Eu escuto todas essas amareladas justificativas, porém não sinto nenhuma compaixão desses profissionais. Considero-os complacentes, preguiçosos e incapazes de compreender que não é responsabilidade das empresas patrocinar cursos de inglês para quem quer que seja. Essa é uma responsabilidade individual e intransferível. Afinal, se eles estudarem e aprenderem a se comunicar em dois ou mais idiomas, eles jamais temerão o desemprego em um país em que apenas 2% da população fala fluentemente o inglês. Isso por si só é uma vantagem competitiva inigualável.

O aprendizado de um ou mais idiomas apresenta uma série de vantagens, segundo Susan Bloch, anteriormente citada neste artigo:

- ○ Maior capacidade cognitiva — torna-o mais astuto.
- ○ Melhores qualificações interpessoais — importante para conexões.
- ○ Melhor compreensão — uma escuta mais profunda.
- ○ Melhores relações públicas — as pessoas gostam mais de você.
- ○ Maior inteligência cultural — tudo faz mais sentido.
- ○ Maior rede global de contatos — você conhece mais pessoas.

Nos dias atuais, se um profissional — do trainee ao executivo — não falar um segundo ou terceiro idioma, ele terá grandes dificuldades de encontrar um bom emprego.

- **Abandone a sua zona de conforto imediatamente e comece a pensar e a agir de maneira totalmente diferente.** Lembre-se que água estagnada apodrece. O mesmo se dá com a mente humana. Quando ela não evolui, ela atrofia e morre. Aqui vale lembrar as palavras de Oliver Wendel Holmes Sr. (1809–1884), professor e médico norte-americano: "A mente que se abre a uma nova ideia jamais voltará ao mesmo tamanho original."

Carmine Gallo, escritor e colunista norte-americano, relata em um de seus trabalhos que a agência de publicidade TBWA/Chiat/Day de Los Angeles criou uma campanha publicitária para TV e mídia impressa que se tornou uma das campanhas mais famosas da história empresarial. Lançada em 28 de setembro de 1997, tinha como tema "Think Different" (Pense diferente) e imediatamente se tornou um clássico. Enquanto imagens em branco e preto de iconoclastas famosos (Albert Einstein, Martin Luther King, Richard Branson, entre outras figuras) preenchiam a tela, o ator Richard Dreyfus (1947) narrava: *"Saudações aos malucos. Aos desajustados. Aos problemáticos. Aos inadequados. Aos que enxergam as coisas de modo diferente. Eles não gostam de regras. E não têm respeito pelo status quo. Você pode citá-los, discordar deles, glorificá-los ou difamá-los. A única coisa que você não pode fazer é ignorá-los. Porque eles mudam as coisas. Eles empurram a humanidade para frente. E enquanto alguns os consideram malucos, nós os consideramos gênios. Porque as pessoas malucas acreditam que podem mudar o mundo e são as que realmente mudam."*

Precisamos urgentemente em nossas organizações, sejam elas públicas ou privadas, de homens e mulheres com mentes brilhantes, inovadoras e criativas e que saibam pensar fora da caixa. Profissionais que não tenham medo de expressar suas ideias e opiniões de maneira corajosa e convincente. Profissionais que tenham a ousadia de pensar diferente e de sacudirem as estruturas viciadas de nossas empresas. Profissionais que não tenham medo de desafiar o status quo, a burocracia cega e burra, a mediocridade dominante, o imobilismo castrante, a complacência e o corporativismo covarde que impedem o surgimento de novas e melhores lideranças. Profissionais que não tenham medo de perder os empregos e que tenham flexibilidade e mobilidade.

162   **AS VULNERABILIDADES DE UM PROFISSIONAL**

- **Respeite e valorize a diversidade cultural.** Vivemos e trabalhamos em um mundo social e organizacional cada vez mais diversificado e que oferece mais oportunidades de interação entre pessoas que não compartilham uma história e uma cultura comum. Não por acaso, as maiores empresas são unânimes em dizer que administrar a diversidade é uma habilidade gerencial crítica e indispensável nos dias de hoje.

Empresários norte-americanos dizem estar preocupados que os graduandos de administração não estão saindo das escolas com competência cultural necessária para trabalhar eficazmente em um ambiente empresarial diverso e globalizado.

Fico imaginando o que empresários nacionais e executivos de grandes empresas pensam verdadeiramente a respeito disso quando sabemos que um contingente enorme de formandos sai de nossas universidades sem um nível cultural à altura dos desafios de nosso tempo. Não raro, para muitos deles, falar em respeitar e a valorizar a cultura, a diversidade e o mérito são verdadeiros palavrões.

Roosevelt Thomas Jr., em seu excelente livro *Beyond Race and Gender*, 1992, diz: "A diversidade requer a gestão de pessoas que não são, nem querem ser, iguais a você. Significa levar em consideração as diferenças ao mesmo tempo que se desenvolve um todo coeso." Will Rogers, humorista norte-americano, verbalizou um sentimento semelhante ao dizer: "Viajei muito pelo mundo todo e me dei bem em todos os países porque tenho uma teoria, qual seja, o país é deles e eles têm o direito de fazer o que entendem lá."

Assim, recomendo que você amplie o seu nível cultural estudando a história dos povos, a filosofia, os valores, as crenças, as leis, a tradição, os costumes, a arquitetura, a música, a arte, o artesanato, a pintura, a poesia, a literatura, o modus vivendi e operandi também. Nada substitui o conhecimento — "Conhecimento é Poder", afirmou o filósofo Francis Bacon (1561–1626). Portanto, não espere ser atingido por uma crise para descobrir que as questões aqui discutidas são extremamente relevantes para sua carreira profissional. Crie as oportunidades. Não fique esperando que elas batam à sua porta, pois talvez elas nunca se materializem.

Conclusão

Caro leitor, vivemos dias de grandes demandas e desafios, que exigem uma nova visão de nós mesmos, de nossas carreiras e do mundo dos negócios.

Olhar para trás é pura perda de tempo. Temos de olhar para o futuro e participar de sua construção. Vamos dar os primeiros passos com foco, determinação, entusiasmo e muita coragem.

Referências

Barbosa, R. (1967) *Oração aos Moços, Dicionário de Conceitos e Pensamentos de Rui Barbosa*, Editora Edart.

Barson, M., Nelson Mandela. (1964) *The Man and The Movement*, Editora Penquim Group.

Bíblia Sagrada. (1993), Editora Sociedade Bíblica Brasileira.

Buzzati, D. (2005) *O Deserto do Tártaro*, Editora Nova Fronteira.

Carnegie, A. (2010) *The autobiography of Andrew Carnegie and The Gospel of Wealth*, Editora The Seven Treasures Publications.

Castiglione, B. (1976) *The Book of The Courtier*, Editora Peguin Classic.

Cícero, M. Túlio. (1971) *On The Ideal Orator*, Editora Penguin Books.

Cícero, M. Túlio. (1971) *On The Good Life*, Editora Penguin Classic's.

Cohen, W. A. (2008) *Uma Aula com Drucker — As lições do Maior Mestre da Administração*, Editora Elsevier.

Confúcio. (2000) *Os Analectos*, Editora Martins Fontes.

Darwin, Charles. (2003) *The Origin of Species*, Editora Signet.

Drucker, P. (2006) *The Practice of Management*, Editora Harper Business.

Emerson, R. W. (1985) *Selected Essays*, Editora Penguin Group.

Foster, L. G., Robert Nood Johnson. (1999) *The Gentleman Rebel*, Editora Lillian Books.

Franklin, Benjamin. (2019) *Autobiografia*, Editora Auster.

Fromm, E. (2006) *The Art of Loving*, Editora Harper.

Gracian, B. (1984) *Oráculo Manual*, Editora Ahimsa.

164   AS VULNERABILIDADES DE UM PROFISSIONAL

Grant, A., Originals. (2017) *Como os Inconformistas Mudam o Mundo*, Editora GMT.

Greene, R. (2000) *As 48 Leis do Poder*, Editora Rocco.

GreensPan, A. (2007) *The Age of Turbulence*, Editora Penguin Group.

Hill, Napoleon. (1995) *Grow Ridi Witti Peace of Mind*, Editora Fawcett Colombini.

Holanda, S. B. (2015) *Raízes do Brasil*, Editora Cia das Letras.

Iacocca, L. (1984) *An Autobiography*, Editora Bantan Books.

John, H. S. (1965) *O Mundo de Erich Fromm*, Editora Zahar.

Johnson, M. (2000) *Winning The People War*, Editora Financial Times Management.

Kotter, J. P., e Rathgeber, H. (2006) Nosso Iceberg Está Derretendo, Editora Best Seller.

Krass, P. (ed.). (1998) *The Book of Business Wisdrom Classics Writing*, Editora Legendary Business Leaders.

Lowenstein, R., Buffett. (1995) *The Making of an American Capitalist*, Editora Random House.

Macedo, G. B. (2011) *Fui Contratado! E Agora?, Por que o Primeiro Dia Determina o Sucesso (ou Fracasso de sua Carreira)*, Editora Campus.

Martin, Gilbert, Winston Churchill. (2016) *Uma Vida*, Vol. I, Editora Casa da Palavra.

Masi, D. (1999) *O futuro do Trabalho*, Editora José Olympio.

May, R. (1984) *O Homem a Procura de Si Mesmo*, Editora Vozes.

May, Rollo. (1994) *The Courage to Create*, Editora Norton & Company.

Mazzarino Giulio. (1997) *Breviário do político*, Editora Nova Aguileu.

Peale, N. P. (1932) *O Poder do Pensamento Positivo*, Editora Prentice Hall Press.

Portela, F. S. (2000) *A Lei de Deus Hoje*, Editora Os Peritanos.

Robbins, A. (2012) *O Poder Sem Limites*, Editora Best Seller.

Rousseau, J. J. (1999) *Emilio ou da Educação*, Editora Martins Fontes.

Ryan, K. D., Oestreich, D. K. e, Ryan, K. D., Orr III, A. (1996) *The Courageons Messenger Speak up at Work*, Editora Bass Piblishers.

Shakespeare, W. (1999) *Shakespeare de A a Z*, Editora L&PM.

Simeon, Rabino. (1998) *Ética do Sinai*, Editora Sefer.

Taylor, F. e Simon, H. (2014) *The Principles of Scientific Management*, Editora Martino Fine Books.

Tcheukhov, A. P. (2001) *Apontamentos 3232*, Dicionário das Citações, Martins Fontes.

Tedlow, R. S. (2001) *Giants of Enterprise*, Editora Harper Collins Publishers.

Thiel, P., e Masters Blaks. (2014) *Zero to One: Notes on Start Up or How to Build the Future*, Editora Random House.

Tillich, P. (1976) *A Coragem de Ser*, Editora Paz e Terra.

Tocqueville. (2010) *The Democracy in America*, Editora: Saunders.

W. Richard. (1851) *Elements of Rhetoric*, Editora John Parbeer.

Ward, K. G. (1985) *Letters of a Businessman to his Son*, Editora Prima Lifestyles.

Wurman, R. S. (1991) *Ansiedade e Informação*, Cultura Editores Associados.

Índice

A

Abraham Lincoln, 101
afeto, 111
Alan Greenspan, 98
Albert Einstein, 113
amor, 111
Andrew Carnegie, 116
anonimato
    criar visibilidade, 70–72
aprendendo com os erros, 21
A. P. Tcherhov, 46
Aristóteles, 68, 110
arte de falar em público, 89
assignment internacional, 158
autoconfiança
    desenvolva a sua, 90
autodepreciação, 53
autodestruição feita pelos pais, 47

B

Baldassare Castiglione, 113
Baltasar Gracián, 67, 103, 111, 134
Barack Hussein Obama, 86
Benjamin Disraeli, 61
Benjamin Franklin, 27, 30
Bernard Shaw, 13
Bill Gates, 33
Billy Graham, 86
BM&F, 18
bom orador, 90
Bovespa, 18

C

Carl Gustav Jung, 42
Carmine Gallo, 161
Catherine Chalier, 136
Charles Darwin, 156
Charles Dickens, 144
Charles Handy, 126
Claude Lévi-Strauss, 136
código de ética, 97
colapso financeiro, 144–152
comunicação persuasiva, 87
Confúcio, 136
controle da sua vida, 8
coragem, 42
credo corporativo, 10

D

Dale Carnegie, 84
demissão, 44, 141–144
    inesperada, 128
    medo, 141–143
Demócrito, 114
Demóstenes, 87
depreciação, 51
desemprego, 1
Deus, força da vida, 32
Didier Eribon, 136
discriminação, 147
DNA de Deus, 14

166   AS VULNERABILIDADES DE UM PROFISSIONAL

E

economizar dinheiro, 144
Ed Heresniak, 123
educação
  do Brasil, 38–39
  dos filhos, 38
  formal
    objetivo da, 48
  importância da, 48
  objetivo da, 132
  para mudar o mundo, 47
  principal objetivo da escola, 48
Eike Batista, 66–72
Eleanor Anna Roosevel, 43
emoções
  habilidade de dominar as, 111
era
  Cristã, 28
  da interconectividade, 87
Erich Fromm, 52, 56, 102
experiência pessoal, 40

F

falar em público, 83–92
  a arte de, 89
  treine, 91
filósofos, 134
Francis Bacon, 33, 162
François de Callières, 111, 114

G

General Charles de Gaulle, 103
General MacArthur, 104
General Robert Wood Johnson, 11
George Bush, 33
geração millenial, 2
Giulio Mazzarino, 66–72
Grace Stuart, 87
Gustav Flaubert, 50

H

habilidade de comunicação, 87
hábito da economia, 23
Heráclito, 124, 156
hereditariedade social, 39
  lei da, 40
Hesíodo, 28
historiadores, 135

I

Immanuel Kant, 44
inglês, 10
Instituto Rosenfield, 18
irresponsabilidade financeira, 19

J

Jean-Jacques Rousseau, 40, 130
Jean-Paul Sartre, 36
Jean-Yves Leloup, 133–134
Jeff Bezos, 33
Jeffrey Immelt, 33
Jeffrey Pfeffer, 117
J. Michelet, 113
jogo
  do poder, 111
  político, 110
    evitar o, 110
John Dewey, 48
John P. Kotter, 157
J. Robert Clinton, 104
juros compostos, 23

K

Klaus Schwab, 1
knowledge worker, 130

ÍNDICE   167

L

Lao-Tsé, 116
Lao-Tsu, 114
liderar, 119
língua dos negócios. *Veja* inglês

M

Maggie Kuhn, 102
Marco Túlio Cícero, 28, 84
marketing pessoal, 7
Mark Twain, 34
MBA (mestrado em administração de empresas), 9
medo
    bicho-papão, 38
    de assumir riscos, 42
    de falar em público, motivos do, 84–85
    de networking, 147
    de perder o emprego, 43
    de se expor na empresa, 42
    de si mesmo, 41
    falar em público, 83–92
    origens do, 37–44
    pós-demissão, 143–152
mentalidade voltada para a prosperidade, 24
mestrado em administração de empresas (MBA), 9

N

Nabucodonosor, 97
Napoleon Hill, 40
Nelson Rolihlahla Mandela, 47, 86
Norman Vincent Peale, 85–86

O

Oliver Wendel Holmes Sr., 161

P

Papa João Paulo II, 32
papel do dinheiro, 22
Paul Tillich, 55
perfil de um bom executivo, 135
Peter Drucker, 6, 116
Piers Steel, 23, 28
planejamento de carreira, 7–8
    razões para se fazer um, 11–12
planejamento financeiro, 19–20
    ausência de um, 19
    importância do, 19
    regras para um bom, 20
plano de autodesenvolvimento
    elaboração, 137
poder, 117
    fundamento crucial do, 111
porões do anonimato, 65
pós-demissão
    medos, 143–152
preguiça, 30
processo
    de autoconhecimento, 41
    de outplacement, 129
procrastinação, 27–34
    exemplos de, 31–32
    história da, 28–29
    principais causas, 30
procrastinar, 27–29
    motivos que fazem, 29–30
    pecado, hábito de, 29
profissionais cultos, 135
profissional invisível, 42, 63
psicólogos, 134

R

Rabino Abraham Heschel, 105
Rabi Simeon, 97
raiva, 111
Ralph Waldo Emerson, 142–144
René Descartes, 159
reputação, 97
  boa, 98–101
  ilibada, 97
reserva financeira
  importância de ter uma boa, 23
Richard Dreyfus, 161
Rollo May, 42, 52, 55
Roosevelt Thomas Jr., 162
Rui Barbosa, 40, 48, 127

S

sabedoria, 19, 67
saber sistêmico, 133
Salomão, 28, 58, 67, 77–79, 130
São Paulo, apóstolo, 28, 64
self-reliance, 39, 50
sentimento de autodepreciação, 50
Sigmund Freud, 50
Sócrates, 42
sorte nas finanças, 20
stakeholders, 100
sucesso
  em seu planejamento financeiro,
  regras para o, 20–22

T

tempo
  por que não desperdiçá-lo, 27
teólogos, 135

Thomas Alva Edison, 86, 88, 132, 142
Thomas Atkinson, 30
trabalho
  espiritual, 32
  "invisível", 32
três regras de ouro para carreira,
  10–11
Tucídides, 28

U

Umberto Eco, 39

V

valor do dinheiro, 22
valores dos líderes, 104
visibilidade, 65
  dicas de, 66–72
  não exagere, 67
  no trabalho, 63–65
  primeira âncora, 63
  profissionais de alta, 65
  segunda âncora, 64
vítima de si mesmo, 20
Você S/A, 18
vulnerabilidades do ser humano,
  41–44

W

Warren Buffett, 13, 98, 102
William Shakespeare, 38
Winston Churchill, 151